El Gozo De Existir

La felicidad tras superar mobbing e ictus

N.M. PARGA

http://www.nmparga.com
@NM_Parga
http://www.facebook.com/N.M.Parga.Escritora.Ilustradora

Diseño de cubierta: Jean Assémat
Corrección de estilo: Enrique Morales Bedoya
Ilustración de cubierta: N.M. Parga

Segunda Edición

ISBN: 1530577454
ISBN-13: 978-1530577453

Antes de empezar

A veces la vida nos sacude con fuerza para que abramos los ojos, tomemos consciencia, aprovechemos al máximo el tiempo que nos queda, nos sintamos realmente vivos en cada momento y percibamos la intensa belleza de esta experiencia temporal.

"El gozo de existir" es el testimonio de algunos sacudones de la vida. Una historia de superación y conocimiento personal que hará eco en quienes quieran un cambio en su vida. La narración, datos, citas y reflexiones contenidas aquí resultarán útiles además de amenas.

El primer capítulo es el viaje de una joven colombiana que va a dónde su corazón la lleve, adentrándose en la edad adulta y cayendo, sin darse cuenta, en el infernal acoso laboral. Un pozo en el que caen cada vez más personas, en la sociedad actual. A manera de terapia, la narración reconstruye el recuerdo de lo vivido para perdonar. También comparte los errores cometidos y las claves para afrontar la situación.

El segundo capítulo muestra cómo una dura prueba de la vida puede convertirse en una oportunidad para amar, crecer, agradecer y aprender a disfrutar de la existencia. Porque, a veces, lo que parece el fin resulta ser el principio. Cuando somos capaces de ver el obsequio dentro del regalo, las sorpresas de la vida nos parecen maravillosas aunque vengan empacadas bajo la apariencia de un shock casi mortal.

El tercer capítulo es el desenlace de la historia, desde un punto de vista más reflexivo que actualiza el sentido del pasado y comparte lo aprendido en el proceso de transformación, de cambio de perspectiva, tal como la mariposa que se libera de su crisálida.

Este relato contiene breves descripciones de los momentos de eternidad que dan sentido a la vida. Flashes en los que el ser se instala en la acción del instante como quien está en la gloria.

Los momentos de eternidad son prueba de que podemos ser felices a pesar de la adversidad, del dolor y de los conflictos. Esos paréntesis atemporales, en los que todos somos uno, son una experiencia del "infinito gozo de existir", que es como el filósofo Spinoza define a Dios.

Aclaración

Este libro está basado en una historia verdadera. Es el testimonio de una superviviente. El texto ha sido revisado por una abogada experta en procedimientos civiles. Por lo tanto, algunos hechos que hacen referencia a la historia del acoso laboral, han sido suprimidos. La identidad de los personajes y lugares han sido cambiados por respeto a la intimidad de los implicados. Cualquier similitud con personas reales, ya sea vivas o muertas, son mera coincidencia y no puede considerarse difamación de carácter.

Cada experiencia vivida tiene una razón de ser y nos enseña algo. Por ello agradezco tanto las risas como las lágrimas. Gracias a todas las personas que, a manera de espejo, se han cruzado en mi vida como una bendición o como una lección. Infinitas gracias a quienes están a mi lado, a la gente que amo, por quienes sigo viva. Sin su amor ya no estaría aquí. Gracias también a quienes me han empujado a cambiar de camino.

Capítulo I

Je t'aimais, je t'aime et je t'aimerai.
Te amaba, te amo y te amaré.

Francis Cabrel

Preludio de amor

Aunque a los veinte años no creía en él, lo nuestro fue amor a primera vista. Desde el primer momento sentimos una conexión, como si siempre hubiéramos estado unidos, sin saberlo. Nos miramos fijamente a los ojos, en un trance espacial fuera del tiempo y todo alrededor desapareció. En ese instante eterno, cuando nuestras dos almas se conectaron, supe que podía confiar en él y tuve la extraña sensación de haberle conocido mil años antes. Me estremecí pensando: "Nos hemos vuelto a encontrar".

Era un hombre de los que me gustan: pelinegro, sexy, amable y sereno. Cuando sus ojos radiantes de mirada sincera se cruzaban con los míos, me costaba articular las palabras y me temblaban las rodillas. Sus labios carnosos de sonrisa tierna me derretían. Sus manos me abrían la puerta a un cielo en el que quería volar.

Marc tenía veinticuatro años y yo veintidós. Si a los tres días de conocerle, me hubiera pedido dejarlo todo e irme con él a recorrer el mundo, yo le hubiera dicho que sí. No quería casarme ni tener hijos, pero al mirarle tuve la certeza de que sería capaz de vivir el resto de mi vida con él.

Durante los primeros tres días, nos contamos todo sobre nuestras respectivas experiencias, como se quiere poner al día a una persona de confianza a la que no has visto en mucho tiempo. Él hablaba y yo era capaz de terminar sus frases en mi mente. Con asombro constataba que sabía lo que iba a decir.

Nos volvimos inseparables. Salíamos al cine, a comer, a bailar, a hacer deporte, de paseo por el variado paisaje y clima que ofrece la montaña en la zona ecuatorial y por ciudades de encanto como Cartagena de Indias (patrimonio de la humanidad, a orillas del mar Caribe al norte de Sur América) y Villa de Leyva (hermosa ciudad colonial en la cordillera oriental de los Andes colombianos a 2.100 metros sobre el nivel del mar). Estaba tan enamorada y feliz que caminaba sin tocar el suelo. Me sentía paseando por las nubes.

Ingeniero de telecomunicaciones, Marc trabajaba en una empresa francesa en Colombia. Al año y medio de estar allí le tocó regresar a Francia, cuando se terminó su permiso de residencia. El día antes de irse fuimos al cine y vimos "*Titanic*". Comencé a llorar al final de la película y no paré de llorar hasta tres días después, cuando al verme en el espejo pensé: "Llorando no vas a cambiar nada y con esta cara de besugo no puedes salir a la calle."

–Volveremos a vernos —me dijo al despedirse—. Le creí.

Ni el océano Atlántico, ni los 8.631 km que nos separaban pudieron romper nuestra conexión telepática. En esa época solo había Internet en pocas casas y oficinas. Por las noches me acostaba pensando en él, haciéndole preguntas mientras me dormía. Más de una vez me sorprendió respondiendo mis dudas en el email del día siguiente.

Antes de que se fuera, leí *El alquimista* de Paulo Coelho, en su cama. Mientras leía, decidí ir a dónde mi corazón me llevara. Supe que de lo contrario moriría en vida. Por eso, ocho meses después de haberse ido Marc, y una vez hubo conseguido trabajo y apartamento en París, empaqué lo que me cupo en dos maletas, me deshice de todo lo demás y me fui a vivir con él. Como trabajaba desde los veinte años, mi independencia económica me permitía tomar mis propias decisiones y llevarlas a cabo, así que decidí dejarlo todo y emprender el vuelo.

La vida en rosa

Para irme a París conseguí un visado de estudiante renovable cada tres meses, que dependía del pago de la cara matrícula trimestral del curso de francés para extranjeros en la Sorbona. Cada dos meses y medio hice fila en la policía para renovar el permiso de residencia. Así estuvimos hasta que nos casamos en los Alpes un año después.

Nunca había soñado con casarme de blanco en una iglesia, ni llevar anillo de matrimonio porque para mí, la alianza, más que en el dedo, se lleva en el corazón. Por eso, y a pesar de que me gusta tener la sartén por el mango, acepté con agrado que los padres de Marc organizaran la ceremonia, la recepción y la cena para su único hijo. Fue un regalo asistir como invitada de honor a mi propia boda civil.

Ese día me sentía algo atontada, feliz y triste a la vez porque mi familia no había podido asistir. Sin embargo, estuvieron presentes de manera simbólica ya que mi madre me hizo el vestido y me envió una caja de "chivas" (artesanías típicas colombianas en forma de minibús regional cargado de gente, animales y alimentos) como recordatorio para los invitados. Los amigos de Marc nos tenían una sorpresa: habían pagado la noche de bodas en una suite del "Impérial Palace" en Annecy.

Vivir con Marc en París fue una experiencia inolvidable. La iluminación al anochecer, de la "ciudad luz", cuna de los filósofos que creían en la luz de la razón, da a los edificios emblemáticos un romántico aire de ensueño. Me encanta esa hermosa ciudad, rica en arte e historia. Aunque al comienzo me costó adaptarme: los parisinos eran fríos y estresados, la gente no recogía los excrementos que dejaban sus perros en los andenes y me sentía insegura fuera de casa. Al cambiar de país, perdí mis puntos de referencia.

Además, en un año y medio viví varios incidentes desagradables en el metro: bomba fétida, persecución, manoseo y propuesta escatológica. También me acorralaron tres magrebís al fondo de un vagón, mientras el más grande de ellos me pasaba un cigarrillo encendido muy cerca de mi cara. Fueron los dos minutos más largos de mi vida. Cuando por fin paró el metro y se abrieron las puertas, salí disparada y me cambié de vagón.

A pesar de eso, disfruté ser una joven estudiante en París y me acerqué a la cultura francesa. Aprendí a hablar el idioma con soltura, conocí gente de otros países, hice nuevos amigos, tres de los cuales aún conservo. Descubrí el sin fin de cafés y restaurantes de comidas típicas del mundo; degusté las exquisiteces francesas que son muchas y engordé ocho kilos en un año.

Como me encanta el arte, también me dejé sorprender en los museos del Louvre, de Orsay, de Picasso y en el Centro Pompidou. Tomé el sol y pinté al carboncillo a orillas del Sena. Caminé por los hermosos parques y jardines. Hice muchas fotos. Soñé con ser artista en Montmartre. Subí andando la Torre Eiffel. Descubrí mini salas de cine en donde vi las películas más raras. Con los amigos de Marc, aprendí a jugar un montón de juegos de mesa, y como además estaba con él, caminaba tarareando la canción *"La vie en rose"* de Edith Piaf. Sí, la vida era bella y confiaba en todo lo bueno que aún me quedaba por vivir.

Al año y medio de estar en París, a Marc se le presentó una oportunidad laboral en Madrid y pensamos que para mí sería fácil encontrar trabajo en una agencia de comunicación. Ser estudiante en París es genial, pero trabajar allí es complicado. Convalidar mis estudios universitarios equivalía a repetir tres años de carrera y prefería comenzar una nueva. El plan era vivir en España dos o tres años y después probar suerte en Estados Unidos. Pero algo distinto sucedió.

Hala Madrid

Así que cambiamos la hermosa, lluviosa y gris París por la alegre, soleada y ruidosa Madrid. Fue fácil acostumbrarse a las abundantes horas de sol y al cautivador cielo de un azul intenso, despejado por el viento.

Cambiar París por Madrid fue un choque cultural grande porque a pesar de que los madrileños parecían disfrutar más de la vida al aire libre que los parisinos, algunos nos resultaban bastante bruscos en su forma de expresarse. Pero con el tiempo nos acostumbramos al trato cercano y a las palabras crudas, muchas de las cuales escuchaba por primera vez en mi vida, a pesar de ser el español mi lengua materna.

Cuando tenía veinte años quería darlo todo y tenía suficiente energía para hacerlo. Había crecido con la idea de ser una excelente profesional y estaba dispuesta a demostrar mi valía por larga que fuera la jornada laboral y por difíciles que fueran los desafíos. Por eso acepté trabajar en una multinacional, que acababa de abrir su oficina en España, en un cargo para el que no tenía ninguna experiencia y gracias al cual aprendí a hacer un poco de todo. Sobretodo aprendí que soy capaz de sacar adelante con entusiasmo cualquier proyecto por aburrido que sea.

Antes de tener hijos, Marc y yo nos quedábamos hasta tarde en la oficina. Regresábamos a casa, cenábamos en algún restaurante o íbamos al cine. A veces salíamos a tomar alguna copa con los compañeros de la empresa.

Una vez al año viajábamos a visitar a mi familia en Colombia y a sus padres en Francia. Los fines de semana nos íbamos a conocer alguna ciudad española o descansábamos en Madrid. También venían a visitarnos parejas de amigos franceses o colombianos y con ellos hacíamos de guías turísticos por la ciudad o nos íbamos de vacaciones a otro país.

Con la mejor amiga de Marc y su marido descubrimos Marruecos. Nos encontramos en Casablanca, alquilamos un automóvil y recorrimos el país en el sentido de las manecillas del reloj. Fue extraordinario. La zona antigua y amurallada de Fez nos transportó al Medioevo con todos sus olores. La plaza Djemaa el Fna, los zocos y el museo jardín Majorelle en Marrakech nos sorprendieron por su carácter único. Ouarzazate, la ciudad de arena y Essaouira, la romántica a orillas del mar, nos parecieron preciosas.

Pero los recuerdos más gratos y más profundos para mí fueron dos: ver las cabras de diferentes tamaños trepar sobre los arganes del desierto, adornándolos como mágicos árboles de navidad dignos de una postal (por lo cual nos detuvimos y nos tomamos fotos con las cabras de fondo mientras yo daba saltitos de emoción, con una sonrisa de oreja a oreja), y ver el amanecer entre las dunas del desierto del Sáhara.

En clase de filosofía en la universidad habíamos estudiado a Deleuze y sus líneas de fuga. Para que entendiéramos el concepto, el profesor nos había pedido ir al cine a ver "*Sheltering Sky*" (*El cielo protector*). Lo había leído, lo había comprendido, pero ese día desplazándonos en dromedario por el inmenso desierto, al mirar alrededor, con los ojos entrecerrados por el viento cargado de polvo, viendo solamente la arena dorada y el cielo blanquecino a lo lejos, estaba viviendo por primera vez esa sensación de expansión en la que los límites del ser se funden en el entorno. Estaba atravesando las líneas de fuga y mi ser se instalaba otra vez en la gloria de un instante eterno, en el gozo de existir.

De regreso a Madrid, seguía con bastante trabajo, pero estaba contenta y aprendiendo. Luego de seis años de matrimonio, decidimos tener hijos. Pero antes, fuimos a conocer Tailandia. Para prepararnos compramos la guía turística, aprendimos unas cuantas palabras como "mai pet" que significa "sin picante" y nos vimos una película histórica tailandesa: "*Suriyothai*". En lugar de ir a la playa, decidimos conocer Ayuthaya, la antigua capital del reino de

Siam; Bangkok, la bulliciosa "ciudad de los ángeles" y Chiang Mai, "la rosa del norte".

En Chiang Mai, paseamos por la selva sobre el lomo de un elefante, descendimos el río Ping en balsa y sentimos la paz en los templos budistas. En lo alto de la montaña sagrada de Chiang Mai, en el templo Wat Phra That Doi Suthep, luego de subir los 290 peldaños flanqueados por enormes serpientes de piedra, en una pequeña habitación con paredes vestidas por pequeños cajones de madera, nuestra guía nos pidió escoger un papel enrollado de los muchos que había en una de las cajas de la pared. Cuando le di el mío para que me lo tradujera se quedó perpleja y me dijo con asombro, mirándome de arriba abajo, como si yo fuera un bicho raro: "Esta es tu última vida, te acercas a la luz". No creía en la reencarnación pero sentí mucho respeto por el impacto que el mensaje causó en ella. Por eso tomé nota mental: "Solo me queda esta vida y la tengo que aprovechar al máximo".

A la entrada de uno de los muchos templos que visitamos, había una hermosa niña tailandesa bailando con su madre. Al verla, sentí el profundo deseo de tener una hija como ella.

Fue un viaje exótico y enriquecedor, que me hizo constatar dos cosas. Mi nacionalidad me causaba muchos problemas para viajar, por lo que decidí solicitar la nacionalidad francesa, a la cual tenía derecho. Además, yo había cambiado. Ahora quería ser madre con toda mi alma. Ese deseo me hizo amar a mi hijo incluso antes de concebirlo.

Quedé embarazada al poco tiempo y justo cuando acababa de decírselo a mi jefe y a mis colegas, perdí el bebé. Me dolió y me entristeció mucho. Eso me llevó a leer dos libros de filosofía y comencé a investigar sobre los efectos de los químicos contenidos en los productos alimenticios, de belleza y de limpieza. Empecé a leer las etiquetas y a comprar los productos recomendados en la lista verde de Greenpeace.

A los dos meses del aborto espontáneo, volví a quedar embarazada y cambié de ginecólogo. El embarazo llegó a término y luego de cuatro empujones, nació Matisse. Un hermoso bebé de 4 kilos de peso y 52 cm de largo. Cuando lo vi por primera vez, creí que me habían cambiado de hijo: era un angelito de ojos azules, demasiado blanco, rubio y bello. Al empezar a llorar, su boca me recordó a mi padre y eso me calmó. Era mi hijo aunque no se pareciera a mí.

Matisse le dio un vuelco a nuestras vidas, y en mi caso, también le dio un vuelco a mis prioridades, como si algo dentro de mi cerebro hubiera hecho un giro de 180 grados. Dejé de memorizar datos superfluos y comencé a concentrarme en lo que me importaba de verdad. Mi oído se agudizó tanto que un gemido suyo me despertaba en la madrugada y su llanto aceleraba mi corazón. Sentía su dolor y enternecida lloraba de alegría cuando me miraba. Matisse era la prueba del milagro de la vida.

Me hubiera gustado quedarme con él más tiempo que los cuatro meses de baja, pero me tocó volver a la oficina y tuvimos que llevarle a la guardería. A la semana ya tenía gastroenteritis y nos turnábamos para trabajar desde casa y cuidarle.

Al regresar al trabajo conocí a cinco empleados que habían sido contratados durante mi baja por maternidad y sentí que el ambiente en la oficina estaba empeorando. Luego reemplazaron al equipo de ventas y marketing, que eran muy simpáticos, por otros que no duraron mucho en la empresa. Me caían mejor las personas que había antes y comencé a sentirme menos a gusto allí.

Caperucita Roja versión 2.0

Ya con treinta años creía que tenía mucha experiencia, pero iba, sin darme cuenta, de Caperucita Roja por la vida. Por ello me encontré, entre otros especímenes de la fauna empresarial: un lobo feroz disfrazado de cordero, un vampiro regordete y un elegante tiburón.

Axel, el lobo feroz, me preguntó a los pocos días de haber sido contratado si en la empresa hacíamos test de personalidad para identificar psicopatías. Lo dijo esbozando una casi imperceptible sonrisa mientras su mirada fría se perdía en el horizonte. Eso sembró en mí la semilla de la desconfianza, a pesar de que él era puro magnetismo: guapo, inteligente, divertido y carismático.

Había algo en él que no encajaba y yo observaba con curiosidad cada uno de sus movimientos. Un día me trataba como a una buena amiga y me contaba sus historias, al día siguiente ni me saludaba. Como yo manejaba información confidencial, más de una vez tuve que escuchar a modo de broma: "Te vamos a torturar hasta que nos lo cuentes todo."

Cuando Matisse cumplió dos años, comenzamos a plantearnos tener otro hijo. En esa época la situación en la empresa era estable y prometedora. Además realizábamos nuestro trabajo con relativa facilidad, lo que nos permitía gestionar nuestro tiempo. Pensamos que era el buen momento para intentarlo otra vez y darle un hermanito o hermanita al bello, tranquilo y dormilón primogénito.

Con el comienzo de la crisis financiera a finales del 2007 el ánimo de la gente empeoró y con el aumento masivo de despidos surgió la paranoia. En todas las organizaciones hay luchas de poder entre ciertos departamentos, malos entendidos y problemas. En mi empresa también, pero yo no hacía parte de ninguno de los equipos en conflicto y creía que estaba a salvo. Sin embargo, no fue así. Una serie de hechos llevaron a otros y me fui dando cuenta poco a poco.

Intenté afrontar los acontecimientos lo mejor que pude en cada momento y cometí errores, como todo el mundo. Primero fui mensajera de las malas noticias de los jefes, como la pérdida de ciertos privilegios por reducción de costes, por lo que me gané la antipatía de algunos de mis compañeros. Después, quedé entre la espada y la pared.

Pero antes de viajar al infierno, seguía paseando por las nubes con mis amados Marc, Matisse y el bebé que venía en camino. Aprovechamos un fin de semana largo y un pago extra para conocer Estambul. Como de costumbre, en un intento por acercarme a la cultura antes del viaje, devoré tres libros del polémico escritor turco Orhan Pamuk: *Me llamo rojo, El libro negro y Nieve*. Pamuk, admirado por unos y considerado como un traidor por otros, ganó el premio Nobel de literatura el 12 de octubre de 2006.

Ya en Estambul, cuando por fin entramos en el Palacio Topkapi jugamos con Matisse a buscar a la princesa en cada habitación, mientras intentábamos mirar alguna obra de arte y leer una que otra reseña. En cambio, la colorida y rimbombante decoración del Palacio Dolmabahçe atrapó la atención del pequeño, quien recorrió todas las impresionantes salas con la boca y los ojos bien abiertos.

En la hermosa Santa Sofía, obra maestra del arte bizantino, convertida en mezquita por los Otomanos, metimos el dedo en el hueco de una de las paredes en mármol para pedir un deseo según la tradición. Pedí un deseo por pedirlo después de que el guía nos contara que la emperatriz Soraya, segunda esposa del último Shah de Irán había viajado hasta allí para pedir un hijo. Yo había visto la película, sabía que el deseo no se había cumplido porque después de muchos intentos, la supuesta infertilidad de "Su Alteza Imperial" la "princesa de ojos tristes", le causó el divorcio y el exilio.

Aún con el corazón encogido por el recuerdo de esta truncada historia de amor, caminamos hasta la Cisterna Basílica, en donde fui yo quien quedó con la boca abierta. Las 336 columnas subterráneas, la luz tenue, el sonido del goteo y el aire fresco que emana del agua hicieron de esta visita una experiencia sorprendente y romántica. Este palacio sumergido construido en tiempos de Justiniano I (527-565) era un depósito de agua que venía de los bosques de Belgrado, a unos 20 kilómetros de Constantinopla.

Pero lo que hizo vibrar mi corazón, sucedió el día que recorrimos el Bósforo en barco. Al este Asia, al oeste Europa, el crucero incluía paradas en las orillas de los dos continentes. En una de ellas, después de comer en un restaurante típico fuimos a un parque infantil que encontramos en el camino, donde Matisse se hizo un amigo turco. Se entendían a pesar de hablar idiomas distintos y jugaban felices mientras las madres nos mirábamos complacidas. Observándoles pensé agradecida: "Cuando queremos, los seres humanos vemos todo lo que nos une en lugar de todo lo que nos separa."

De vuelta a Madrid comenzaría sin saberlo otro tipo de viaje, si es que se le puede llamar viaje al malestar que se produce cuando te toca hacer lo que no quieres. En mi encrucijada laboral tenía dos opciones: decir sí o negarme rotundamente. Las dos tendrían consecuencias negativas para mí, pero yo quería mantenerme neutral. Estaba embarazada y lo único que deseaba era que me dejaran en paz. A pesar de mi negativa, caí en un bando y allí comenzó mi calvario, porque el otro lo dejó claro: "Estás conmigo o contra mí."

Sentía la hostilidad en el aire: mis compañeros dejaron de saludarme; cuando me acercaba, todos se callaban. Solo me dirigían la palabra para pedir cosas o para quejarse descargando mucha energía negativa. Algunos de ellos llegaron a ser muy desagradables y después esos mismos me llamaban antipática. Me sentí aislada y como dice Elsa Punset: "La exclusión es lo más cruel que se le puede hacer a alguien."

Adolfo, el vampiro regordete, inició el rumor según el cual yo les estaba "controlando", como una especie de espía traidora. A partir de ese momento, a mis espaldas, él me puso apodos y ridiculizó algunas de mis tareas y métodos de trabajo. A veces me decía de frente y con desdén: "No se te escapa ni una". Sin saberlo, me convertí en su chivo expiatorio.

"Según los antropólogos, las organizaciones tóxicas y los grupos laborales en crisis estructural causada por el "divide y vencerás", la sobrecarga de trabajo, la desorganización empresarial y la tensión, tienden a resolver espontáneamente la crisis usando el mecanismo del chivo expiatorio quien va a canalizar la animadversión del conflicto para que siga funcionando la maquinaria. La tranquilidad del grupo se genera por la coalición de agresores, que en su mayoría no son conscientes de su agresión porque creen actuar de buena fe."

–Iñaki Piñuel, psicólogo especialista en acoso moral.

En las sociedades del mundo occidental altamente industrializado, el lugar de trabajo constituye el último campo de batalla en el que una persona puede matar a otra sin ningún riesgo de ser procesada ante un tribunal.

Heinz Leymann

¿Acaso esto es acoso?

¿Eran impresiones mías? ¿Estaba exagerando? ¿Quién actuaba como espejo de quién? ¿Perdonar y no decir nada era la solución o la era en cambio enfrentarme y poner los puntos sobre las íes? ¿Y si se hacen los locos e insinúan que ellos son muy majos y que yo estoy alucinando? ¿Y si se unen para decir que yo miento? ¿Por qué actuaban así mis compañeros? ¿Son conscientes de lo que hacen? ¿Quiénes podrían estar de mi lado? ¿Por qué habían cambiado tanto las cosas de repente? ¿Por qué sentía miedo de ir a la oficina como si me fueran a hacer daño? ¿Por qué no eran capaces de ver todo lo bueno que yo hacía por ellos? ¿Qué me esperaba hoy?

La mayoría de las personas que sufren de acoso moral se dan cuenta demasiado tarde. Lo mismo me pasó a mí porque las actuaciones hostiles, vistas de forma aislada, parecían poca cosa, pero no lo eran. Para sobrevivir, intentaba ignorar lo que pasaba, no darle importancia, porque sabía que lo que más me afectaba era lo que me decía a mí misma sobre lo que me sucedía.

Las personas fuertes generalmente no se identifican con el papel de víctimas aunque lo sean. Por eso, entre otras razones, es tan difícil reconocer y aceptar la situación. Como siempre me he sentido responsable de mis decisiones y de mis actos, no me va el papel de víctima. En este caso, había hecho algo que no quería al verme obligada a escoger entre dos males el menor.

Me hubiera gustado mandarlos a todos a freír espárragos, pero eso significaba quedarme sin trabajo y por desgracia, lo de trabajar allí formaba parte de mi zona de confort, de mi miedo al cambio.

¿En qué consiste el acoso moral en el trabajo?

El acoso moral o mobbing ("bullying" en inglés) es, según afirma Piñuel y Zabala, I. (2001) *Mobbing: cómo sobrevivir al acoso psicológico en el trabajo:*

"[...] un proceso recurrente de intención para destruir al objetivo elegido. Un continuo y deliberado maltrato verbal y modal que recibe una persona por parte de otras, que se comportan con ésta cruelmente con el objeto de acabar con su equilibrio y su resistencia psicológica, para obtener su salida de la empresa a través de diferentes procedimientos."

La nueva actitud de mis compañeros me resultaba sorprendente y dolorosa. ¿Querían deshacerse de mí? ¿Cómo es posible que la masa sea tan ciega y tan manipulable? ¿Por qué no veían las dos caras de la moneda? A veces los seres humanos hacen lo que sea, con tal de pertenecer a un grupo. Al parecer ellos me percibían como la "mala" del paseo. Con su rechazo me castigaban por no ser, pensar y hacer lo mismo que ellos. ¿Por qué dividirnos en bandos si todos hacíamos parte de la misma empresa y en teoría teníamos la misma misión?

En esa época mi vida era como una maratón, corriendo desde las 6:30 am hasta que me acostaba agotada para mal dormir por la noche. Tenía que ser muy organizada y planificar bien tanto las tareas del hogar como las del trabajo. Estaba agotada física y mentalmente.

Hasta el momento había tenido un embarazo bastante bueno, pero con tanto estrés comencé a sentir contracciones, fuertes dolores en la pelvis y un dolor profundo debajo del esternón. Además, sentía pinzamientos en una de las piernas, que se quedaba sin responder por unos segundos, lo que me dificultaba caminar.

Fui al médico de familia pero no le dio importancia alguna. Sin embargo yo necesitaba reposo y por lo menos tres días de baja, que no me dieron. Cumplía con los horarios de oficina porque mis responsabilidades así me lo exigían, pero también tenía derecho a trabajar alguna tarde desde casa, como los demás.

Un viernes por la tarde, uno de los jefes locales me llamó bastante enfadado por un fax. ¿A qué venía tanto enfado y tanta prisa por un fax? ¿Por qué me trataba como si yo fuera una esclava de la oficina? Mi nueva jefa, afincada en Dublín, sabía que me había ido de la oficina porque tenía que recoger una carta de invitación firmada por la Policía antes de las 2 pm. La carta era para el visado de mi madre, que vendría a acompañarnos tres meses por el nacimiento de mi segundo hijo. Como era viernes decidí olvidarme del asunto, sin imaginar lo que me esperaba el lunes.

Me acusaron de haberme ido de la oficina para no enviar el fax, lo que me pareció una ridiculez salida de una mente retorcida y maquiavélica. Todos los documentos importantes se envían por correo certificado. ¿Por qué tanta alharaca por un fax? ¿Qué estaban tramando? Lo que yo no sabía era que, como afirma Iñaki Piñuel:

"Todos los procesos de acoso comienzan con una acusación mítica (falsa) que extiende la sospecha sobre la persona que va a ser la víctima. El acosador inventa o amplifica y dramatiza algo que ha ocurrido para

intentar conseguir un efecto negativo para que la víctima se responsabilice por ese error del que se le acusa. El problema es que el acosador no cesa ahí porque insiste hasta hacer creer a la víctima que ella es el error. Una persona que se siente culpable e insegura se siente merecedora del maltrato y no se defiende. Empieza a estar más lenta, a no tomar decisiones, a cometer más errores, se avergüenza de sí misma, se paraliza, deja de pensar que es buena persona".

Era inocente. ¿Cómo iba a imaginar lo que estaban planeando? Me sentí desacreditada, deshonrada, despreciada. A saber qué más inventarían sobre mí y sobre mi trabajo. Mentiras. ¿Se las creyeron los demás? ¿Eran conscientes de las falsas acusaciones?

— ¿Cómo es posible que se las crean? —le pregunté a mi marido. Era uno de los temas de conversación en casa.
— Es la percepción errada que ellos tienen de ti —respondió Marc.
— Papá, ¿por qué haces llorar a mamá? —preguntó mi hijo Matisse que tenía tres años y medio en esa época.
— No es papá el que me hace llorar, amor mío. Le estoy contando una cosa que me ha pasado en el trabajo. Son las personas de la oficina quienes me hacen llorar.
— Quieres que hable con ellos y les diga que te dejen en paz? preguntó Marc.
— No, lo haré yo. Pediré que desmientan lo que han dicho, aclararé que no estoy ni con ellos ni contra ellos. Simplemente quiero trabajar y terminar mi embarazo tranquila.

Hablé con Juan, el elegante tiburón, pero él estaba convencido de tener la razón. Le dije la verdad pero no me creyó y por supuesto, no me ayudó.

Volvía llorando a casa casi todas las tardes. Quería renunciar pero decidí aguantar porque me faltaba poco para la baja por maternidad. Hablé con mi jefa y con recursos humanos, me pidieron que escribiera una carta en inglés denunciando lo sucedido. Escribí once páginas con lujo de detalles. No la envié por miedo a las represalias en ambos bandos. Ellos estaban en guerra y aunque yo deseaba la paz sufriría daños colaterales hiciera lo que hiciera.

¿El ejercicio del poder desequilibra la mente? Me pregunté. Encontré la respuesta en el filósofo Byung-Chul Han:

"Nuestra vida moderna actual, redefinida por el neoliberalismo, no solo favorece la proliferación de una nueva clase de verdugos laborales sino que también nos encarcela en un sistema mental en el que el trabajo es sinónimo de realización personal, lo que nos lleva a explotarnos a nosotros mismos hasta el colapso".

Para identificar a los verdugos laborales, y sin ánimo de acusar a nadie, es importante comprender como lo afirma Jaime Guillén de Enríquez, filósofo y psicoterapeuta, presidente de la Asociación Española de Psico-Somato terapia, que:

"La esencia de la actitud psicopática es la negación de los sentimientos y la falta de respeto a la autoridad y en general a la sociedad. El ego y la mente se vuelven contra el cuerpo y sus sentimientos. El resultado puede ser una percepción impulsiva o artificial de la realidad. El cuerpo se hace a no sentir y sustituir los sentimientos naturales por la seducción o la polémica. El sociópata usa la razón y las emociones como herramientas técnicas para apoyar o conseguir lo que él quiere.

La actitud psicopática ante los demás se puede resumir en tres aspectos:

- Arrogancia: Yo soy especial y mejor que tú por tanto lo que hago está justificado.

- Voluntarismo: Lo que yo digo o quiero es lo correcto, por lo tanto tú estás mal si te opones.

- Egocentrismo: Yo soy lo más importante y nadie me va a apoyar. Por lo tanto tengo que hacerlo todo yo sólo.

Esta actitud resulta en una falta de interés real por los demás y una incapacidad para amar [...] Con frecuencia la persona es atractiva, empática, con buenas cualidades ejecutivas o bien adaptada al entorno [...] un trastorno cubierto por una máscara de cordura que puede incluir personas en cualquier profesión [...] El trauma básico es la traición, y unos dobles vínculos infantiles que resultan en un defectuoso super-ego adulto en el que basa toda su confianza, aceptando sólo su propia realidad y desconfiando de toda otra cosa o persona. Hay un miedo al compromiso, a ser traicionado y controlado de nuevo [...] debe ser siempre el que gane, el que tiene la razón".

¿Te suena? Apuesto a que conoces por lo menos dos personas con estas características, de esos que siempre se salen con la suya. Pero si aplicamos la teoría del espejo, tal vez esta gente nos está mostrando directamente cómo nos hemos convertido en verdugos de nosotros mismos, o indirectamente eso que juzgamos en los demás. Tal vez sean una oportunidad para que nos aceptemos como somos y aprendamos a ir más allá de nuestros propios límites.

Hogar dulce hogar

Durante los últimos días de mi embarazo, estaba trabajando en casa y lo hice hasta unos minutos antes de irme al hospital. Había contratado a Ana, una amiga muy responsable e inteligente, para cubrir mi puesto durante la baja. Confiaba en ella y sabía que podía irme tranquila. Mi esposo había pasado entrevistas para un trabajo en Londres y otro en París. Queríamos irnos de Madrid. El salario ofrecido en Londres no era suficiente y el proceso en París quedó truncado cuando esa empresa fue comprada y reestructurada por otra. Nos tocó quedarnos en el mismo sitio y con la misma gente.

— Qué raro tengo contracciones cada 8 minutos pero no siento dolor —le dije a Marc.

— Nos vamos ya al hospital que no quiero que el bebé nazca en la sala —respondió él nervioso.

Cuando llegamos tenía dos centímetros de dilatación. Estaba mucho más tranquila que durante el primer parto y con asombro comprobé que no sentía dolor alguno durante las contracciones. Acariciándome la barriga emocionada le canté una canción a mi segundo hijo y le dije: "¡Falta poco para que nos miremos a los ojos, amor! ¡Qué ganas tengo de ver tu carita!"

Cuando me llevaron a la sala de parto, empujé unas tres veces y a diferencia de Matisse, a quien se llevaron de prisa para hacerle el test de APGAR (en el que se evalúan cinco criterios: apariencia, pulso, gesticulación, actividad y respiración), me pusieron a Teo encima en seguida. Estaba muy tranquilo y despierto. Apoyando sus manos en mi abdomen, levantó su cabecita y me miró con sus enormes ojazos negros. Sentí un flechazo. Lágrimas de amor y gratitud rodaron por mis mejillas. Era un bebé fuerte y sano. Después, descubriría que además era un torbellino de alegría.

— Ojalá todos los partos fueran como los tuyos. —me dijo el ginecólogo sonriente interrumpiendo mi idilio.

Mi mamá se quedó conmigo y Teo en el hospital mientras que Marc dormía en casa con Matisse. La recuperación del parto y de la episiotomía fue más rápida con Teo. Ya había aprendido de mis errores de primeriza por lo que me cuidé mejor. También se me hizo mucho más fácil el día a día con el segundo bebé en casa y no quería volver al trabajo: mi hogar era mi paraíso.

Traté de alargar la baja por maternidad lo que más pude. Me cogí un par de semanas de vacaciones y aproveché los días adicionales que daban al acumular las horas de lactancia. En total, logré disfrutar de cinco meses de amor y tranquilidad en familia, que me sentaron muy bien física y emocionalmente.

La compañía de mi madre fue un elixir fortificante. Además le fascinan los bebés y es muy cariñosa, por lo que estaba encantada de la vida con Teo en sus brazos. Mi madre es una mujer fuerte, calmada y dulce. Bonita como todas sus hermanas, fue la primera de 11 hijos nacidos en una familia de campesinos cultivadores de café, descendientes de unos diplomáticos gallegos. Tuvo una infancia difícil, marcada por la guerra civil no declarada que comenzó en 1950 (época en la que nacería la lucha guerrillera en Colombia). Excelente cocinera y costurera, también tiene una habilidad sorprendente para el álgebra, la geometría, la física y las matemáticas. En una época en la que las mujeres no terminaban el bachillerato, mi madre estudió economía en una universidad nocturna en Bogotá, mientras trabajaba de día para pagar sus estudios. Muchos años después, cuando mi padre se quedó sin trabajo, fue ella quien nos mantuvo a flote.

Cuando llevamos a mi mamá al aeropuerto, nos despedimos con ternura y sin lágrimas, pero tan pronto la perdí de vista comencé a llorar. Durante esos tres meses, que la visa de turista le otorgó, nos habíamos acercado mucho, contándonos historias familiares de las que nunca antes habíamos hablado y ahora que yo también era madre la amaba, admiraba y respetaba aún más.

Comencé a verla con otros ojos y descubrí en mi madre a una heroína de amor, ternura y comprensión. Una "mujer maravilla" capaz de ir más allá de sus propias fuerzas. Una brújula que en el silencio de la distancia me guía para saber lo que quiero imitar y lo que es mejor evitar.

Al verme hecha un mar de lágrimas en el sofá de casa, Marc propuso ir al Matadero de Madrid a ver una exposición de arte, para después comer en un restaurante cercano. Eso logró hacerme cambiar de ideas.

Somos del mismo material del que se tejen los sueños,
nuestra pequeña vida está rodeada de sueños.

William Shakespeare

Negación: aquí no pasa nada "monada"

Nuestro inconsciente nos habla en los sueños, pero la mayoría de las veces no los recordamos o no los entendemos. A finales de 2010 y durante ocho meses estuve yendo a la consulta de una psicoanalista. Le comenté un sueño nítido que me había dejado con una sensación desagradable al punto de despertarme:

— Estaba en una especie de museo oscuro. A la derecha había una jaula enorme con un árbol seco en medio. Dentro de la jaula jugaba un niño pequeño en pañales. Era mi hijo. Yo quería sacarlo de allí, llevármelo conmigo a casa, pero una boa gigante rondaba toda la jaula y no me permitía acercarme.

La psicoanalista me miró fijamente y me preguntó:

— ¿La boa está fuera de la jaula verdad?
— Sí.
— Entonces el niño está protegido por la jaula… la que está en peligro eres tú.
— Claro. —Asentí pasmada. No me había dado cuenta. Solo tenía ojos para mi hijo.

Dejé de ir a su consulta porque el psicoanálisis no me estaba ayudando lo suficiente. Necesitaba con urgencia herramientas para afrontar mi presente, para aclarar mi confusión y sentía que perdía un tiempo muy valioso hablando de mi infancia.

Mi sueño había sido la primera señal de auxilio: abre los ojos, estás en peligro. La visita a la psicoanalista, mi primera petición de ayuda. Había identificado dos fuentes de malestar interno pero me costaba ver lo que estaba acabando con mi autoestima y mi salud. No tenía ni la más remota idea de lo que aún estaba por venir.

Como punto en mi contra, admito que crecí pensando que no criticar, no pensar mal, no hacer daño y solo ver el lado positivo de las cosas, era la reacción correcta y bondadosa que esperaba de mí misma. No era consciente de que el hecho de no querer ver el "mal" y no hacer nada para que éste desaparezca, suele contribuir a su extensión. Pero ahora sé que la indiferencia y la negación son casi tan perjudiciales como el daño en sí mismo. Cuando no estamos de acuerdo con algo que va en contra de nuestros valores es mejor dejarlo muy claro, tan pronto como sea posible: no significa no, eso es amor propio.

Me fui de baja por maternidad con la idea de no volver a esa oficina pero haciendo un gran esfuerzo, regresé. Si cambiaba de trabajo tendría un exceso laboral durante los primeros seis meses y no tenía ganas de hacer horas extra gratis teniendo dos niños pequeños con los que quería pasar más tiempo. Por eso, pedí una reducción de jornada y salario para llegar pronto a casa, no podían negármela porque la ley me amparaba. Pero nada más nacer Teo, mi marido que trabajaba con clientes españoles, comenzó a atender cuentas fuera de España y a viajar cada vez más.

En ese momento de mi vida y pese a desear quedarme en casa con mis hijos, me sentía obligada a trabajar aún sin necesidad económica. Tal vez era mi ideal de "super chica" el que interfería con mi felicidad y no me dejaba ver las señales que la vida me daba para cambiar de camino.

Cuando volví de la baja, pensé que tal vez podía acercarme a mis compañeros defendiendo sus intereses en mi calidad de delegada de personal. A pesar de haber conseguido casi todo lo que pidieron, no logré ganar ni una pizca de su simpatía. Yo intentaba demostrarles con actos que estaba allí para ayudar, para hacer el bien, que era mejor persona de lo que ellos creían. Más de una vez intenté tomarme un café en la oficina para conversar y limar asperezas. Sin embargo, algunas personas solo ven lo que no les gusta, acostumbradas a criticar y a quejarse por todo.

Solía comer sola o con Marc cuando no estaba de viaje o reunido con clientes. De vez en cuando quedaba a comer con amigas que trabajaban cerca o me daba una vuelta, miraba el hermoso cielo azul o leía. Necesitaba ayuda y los autores a través de sus libros me mostraban nuevos caminos, me hacían reír y llorar, me acompañaban, me instruían, me daban ideas.

En esos días leí varios libros de autoayuda y comencé a descubrir libros más espirituales, como *"A New Earth"* (*Una nueva tierra*) de Eckhart Tolle, que hablaban sobre el perdón, cosa que ponía a mi psicoanalista, a quien veía a la hora de la comida, con los pelos de punta. No sé exactamente por qué a ella le molestaba tanto que yo hablara del perdón, nunca me lo dijo, ni aclaramos nuestra definición del perdón.

En cualquier caso, no sentía que el psicoanálisis me estuviera ayudando. Tenía la sensación de que mi psicoanalista quería hacerme llorar y esto sucedió una vez, cuando mencioné lo que me sucedía en el trabajo, un día que llegué a su consulta afectada por algún desaire de mis colegas.

Con el tiempo, mis compañeros se fueron relajando un poco, tal vez porque centraron sus comentarios negativos y burlas en otra persona. Cuando ella renunció, volvió a quedar vacante el puesto de "chivo expiatorio". Antes de irse, ella me lo advirtió: "Han dicho cosas de ti que no son ciertas. Deberías aclararlo."

Pero no le di importancia, ¿cómo se iban a creer semejantes disparates? Craso error. Yo no sabía de qué se me acusaba, ni la cantidad de tonterías que podían llegar a inventar. A veces los acusados somos inocentes y los acusadores no son tan maravillosos como ellos se creen. ¿No tenían nada mejor que hacer?

Según los especialistas en acoso, he debido solicitar aclaraciones sobre las acusaciones globalizantes y ofrecer una respuesta documentada para refutarlas. Al respecto, Iñaki Piñuel hace énfasis en varias ideas: cuando se trata de acoso laboral, el no hacer nada no modifica nada. Conviene focalizarse en el registro de todos los acontecimientos relevantes del acoso, con lo cual se puede observar que el acosador redobla sus esfuerzos para conseguir su dominio sobre la víctima. Además es crucial aprender a dar una respuesta asertiva a los ataques, mantener un comportamiento intachable y solicitar aclaraciones en lugar de reaccionar de manera defensiva, perdiendo la compostura y cometiendo errores que serán utilizados por el agresor para seguir destruyendo la reputación de su objetivo.

La asociación Pridicam recomienda recopilar con discreción todos los documentos que puedan demostrar el hostigamiento laboral: comunicaciones, ceses, encargo de tareas, órdenes, cambios de puesto de trabajo, actas de retirada de despachos, de teléfonos, grabaciones, partes de baja, informes y resultados de las pruebas médicas. Así como iniciar un diario a manera de terapia para escribir sobre las emociones y cómo te afecta la situación: insomnio, mareos, vértigo, ansiedad, estrés, vómitos, alergias, caída de cabello, taquicardia, lo que sea.

Cuando la agresión es verbal y modal es difícil recopilar pruebas. Me concentré en hacer mi trabajo lo mejor posible y mantenía buena comunicación con colegas fuera de España. Esa fue una buena estrategia, pero no fue suficiente. No sabía hasta qué punto mis compañeros ignoraban mis buenas acciones.

Mi jefa, en quien confiaba, sufrió una crisis nerviosa grave debido al estrés laboral, estuvo de baja varias semanas y se fue de la empresa. La responsable de recursos humanos de su oficina, la reemplazaría en sus funciones principales y tomaría las decisiones de mi departamento. Esa no era una buena señal.

El nuevo jefe canadiense que tuve durante un año, me trató con respeto, me dio libertad de decisión y me encargó la reducción del tamaño de mi oficina. Luego de constatar el éxito del proyecto por la reducción de un 60% de gastos fijos anuales, en un tiempo record, le pedí que fuera reconocida mi experiencia laboral con un cambio de título, pero en lugar de eso me subió el salario y me dio la nota más alta que jamás obtuve en el examen de rendimiento anual.

En Madrid, el único que hizo comentarios positivos sobre los cambios en las instalaciones fue Juan. Los demás hicieron muy bien el papelón de poner cara de asco y se quejaron durante todo el proceso. Pero yo estaba contenta con el resultado. Al terminar la remodelación de la oficina, durante el verano, nos fuimos una semana de vacaciones con los niños. Seguíamos con la idea de movernos.

— Vamos a Barcelona y así miramos en dónde están los colegios, cómo son los edificios cercanos, el ambiente en los barrios residenciales, por si nos vamos a vivir allí. —Propuso Marc— Barcelona es ideal porque está al lado del mar, de la montaña y de Francia.

— Me encanta Barcelona de vacaciones, pero allí me será casi imposible encontrar trabajo y además nos tocaría aprender catalán, que solo se habla en Cataluña. Prefiero aprender otro idioma —dije.

Como siempre, lo pasamos genial en familia. Los barceloneses nos parecieron mucho más amables que la última vez que fuimos. Nos gustó el hotel, la ubicación, fuimos a la playa, al acuario, al Parque Güell, a la casa Batlló (me fascina Gaudí), comimos delicioso y regresamos felices de la vida a Madrid. Seguía sin convencerme el día a día en Barcelona. Además en Madrid teníamos una red de amigos variada, que se había ampliado gracias a Matisse y Teo, dos niños muy abiertos y sociables.

En diciembre de 2011 nos fuimos una semana de vacaciones a Lanzarote, una isla volcánica en Las Canarias con una energía impresionante. Nos fascinó. El hotel tenía actividades para todas las edades organizadas por una empresa francesa con jóvenes dinámicos, alegres y talentosos. Ellos cantaban y bailaban en la zona de piscinas y en la discoteca al ritmo de la irresistible canción de moda: *"Moves like Jagger"*, cuyo ritmo se me metía en cada célula y me hacía sentir de veinte años otra vez.

Descubrimos la armonía entre el arte y la naturaleza como espacio creativo que el pintor, escultor y arquitecto César Manrique dejó en la isla; paseamos a lomo de camello, fuimos a la Cueva de los verdes, hicimos un tour por los volcanes del Timanfaya. Cada sitio que visitamos tenía un encanto único.

También aproveché para leer y hacer ejercicio al aire libre. Allí, en ese venteado paraíso volcánico, mientras corría a lo largo de la playa de roca negra, mirando la línea que parece separar el cielo del mar, volví a sentir el gozo de existir. La brisa marina y el cálido sol invernal acariciaron mi piel. Abrí mis brazos en V, cerré los ojos y respirando el olor del mar guardé en mi memoria ese precioso instante de eternidad. La vida era bella y a pesar de lo que me pasaba en la oficina, supe que podía ser feliz y que nadie podría arrebatarme los hermosos momentos vividos.

Viaje al fondo del pozo infernal

La crisis financiera internacional y los nuevos cambios empeoraron el ambiente laboral y aumentaron la incertidumbre. Las empresas seguían despidiendo empleados y bajando los salarios. Algunos directivos rozaban la paranoia y eso siempre tiene consecuencias negativas.

Mi ánimo cayó en picado cuando supe quién era mi nuevo jefe porque debía recomenzar de cero a demostrar mi valía. No iba a aprender nada nuevo allí, eso estaba claro. Ya no lograba auto-motivarme y me aburría como una ostra: necesitaba salir de esa cueva y afrontar nuevos retos.

Había sobrevivido a tantos años de aislamiento local, entre otras cosas, porque tenía apoyos en la periferia: un jefe/a con quien podía contar, los colegas de otros departamentos en otros países. Pero hasta eso había perdido. Era hora de dejar este trabajo tan cómodo y mi alto salario para afrontar nuevos retos, pero me costaba. No quería cambiar de empresa sino comenzar un nuevo proyecto por mi cuenta.

Teníamos un plan para escapar del pozo del desánimo y de "la carrera de la rata", que describe Robert Kiyosaki en sus libros, y con Marc había comenzado a dar los primeros pasos para llevarlo a cabo. En julio nos íbamos de vacaciones a Francia, porque nos habían invitado a la boda de un amigo suyo cerca de Annecy en los Alpes. Queríamos compartir con nuestros amigos una idea de negocio para ver qué les parecía.

Cuando volvimos a Madrid, me esperaba otra sorpresa. La gente que ama los conflictos utiliza cualquier excusa para armar líos. Por eso una insignificante hoja Excel de seguimiento rutinario puede ser vista como un control de ausencias para justificar un despido disciplinario.

— Ahora que has estado fuera ha pasado algo desagradable y creo que debes saberlo —me dijo Gina, que estaba subcontratada.

— ¿Qué ha pasado? —pregunté.

— ¿Te acuerdas de la hoja que me pediste que actualizara mientras no estabas? Pues Adolfo la ha visto y se ha enfadado mucho. Ha estado criticándote a gritos y después ha hecho un par de llamadas. Hablaba con alguien en inglés, tal vez con recursos humanos, y daba quejas sobre ti. Decía que tú llegabas tarde a la oficina, que te ibas cuando te daba la gana, que hacías todo lo que te parecía, y no sé qué más. La verdad es que no quise seguir escuchando porque sonaba odioso. Pero sé que te va a pedir cuentas.

Eso me pareció el colmo. ¿Qué yo llegaba tarde? ¡Pero si era la primera en fichar! Cuando Adolfo llegó a la oficina, se sentó a mi lado y en tono suave me preguntó por qué Gina había apuntado sus nombres en una hoja. Yo estaba muy enfadada, cogí la hoja Excel con las estadísticas que había impreso y poniéndola de un manotazo sobre la mesa se lo expliqué. Mi furia le tomó por sorpresa y se sobresaltó, pero al mismo tiempo pareció divertirle. Era la primera vez que me veía así. Tuvimos una larga y desagradable conversación durante la cual, le dije unas cuantas verdades y decidí dejar de hacerles tantos favores para limitarme a cumplir con mi trabajo a rajatabla. A pesar de que Adolfo me pidió disculpas, me borró la sonrisa de la cara.

Cuando dejé de llorar después de esta agria confrontación, me fui a la sala de reuniones, cerré la puerta y llamé a mi nuevo jefe para contarle la mayor parte de la conversación. Pero me pidió hacer una denuncia por escrito para que recursos humanos hablara por teléfono con cada empleado con el fin de verificar mi declaración durante la investigación, que tardaría varias semanas. Me imaginé la situación y me resultó demasiado violenta. No me parecía un procedimiento adecuado y se lo dije.

Mi jefe me confirmó que no iban a entrevistar ni a Gina, ni a mis exjefes, ni al antiguo responsable de recursos humanos porque esto era "confidencial" y ellos no eran empleados. Mi marido no era una fuente "objetiva". Los de recursos humanos me dejaban sin testigos de un plumazo. ¿Y querían que yo denunciara en estas condiciones?

Marc, que trabajaba cada vez más desde casa, pasó por la oficina para hablar con Adolfo. Entre otras muchas cosas, que él ya no recuerda porque tiene memoria de pez, le dijo que era un abuso cargar el peso negativo de lo que se le ocurriera sobre mis hombros. Adolfo, como siempre, se lavó las manos tras la excusa de que éramos adultos trabajando en un ambiente complicado y hostil, como si él no estuviera empeorando la situación.

En esos días dormía poco y me despertaba revuelta. No sabía si quería tirarme por la ventana o ahorcar a mi jefe o las dos cosas a la vez. Ante la impotencia, madrugaba a correr porque me aliviaba mucho, mientras Marc se encargaba de los niños. Volvía a casa después de 25 minutos, me duchaba y me iba a la oficina. Hacer ejercicio y el amor de mi familia me ayudaron en mi día a día.

Me dolía el alma. Me dolía haber sido tan ingenua al creer que siendo amable y haciendo favores a mis compañeros, ellos dejarían de excluirme y criticarme. Ahora estaba claro que no iba a ser así. Ellos solo veían y tomaban lo que les convenía. Había creído que perdonar cada pequeña hostilidad sin reaccionar iba a cambiar las cosas. Cuán equivocada estaba. Por lo menos la intención de perdonar me había ayudado a mantener la calma. Pero la exclusión, la queja y la crítica frecuente de ellos me habían debilitado por completo y ya no quería seguir trabajando en esa oficina, que antes quería como a una hija y ahora me daba arcadas y taquicardia. Estaba confundida. Ya no sabía que pensar de este mundo y de su gente.

Me acosté a dormir muy triste, como un pájaro herido en la nieve, sintiendo que nadie me quería. Soñé con Tere y Lucía, dos de mis mejores amigas de la infancia. El sueño era muy nítido, como si estuviéramos reunidas de verdad. Ellas me escuchaban, me miraban y me hablaban con más amor del que yo hubiera sentido en mucho tiempo. Fue un encuentro hermoso y sanador. Me desperté sintiéndome cálida, serena y amada, eso me ayudó a seguir adelante.

Como era delegada de personal, le describí mi situación al sindicato que me orientó diciendo:

— Necesitamos que te den la baja de la seguridad social primero. Sin eso no podemos hacer nada.

Llamé a la mutua que se encarga de gestionar las enfermedades laborales y su respuesta fue:

— Nosotros no tratamos el estrés, ni la ansiedad en el trabajo. Tiene que ir a su médico de familia.

Pedí cita con mi médico de familia, una doctora mayor con rasgos de amargura. Le conté parte de la historia entre lágrimas y sollozos.

— Tienes que ser más fuerte. Te voy a dar unos ansiolíticos y he pedido cita para que vayas a psiquiatría. —dijo ella. La cita era para finales de Noviembre.
— Llevo mucho tiempo soportando esta situación, ya no puedo más —dije.
— No lo vivo yo —espetó gélida.
— Vale —respondí sorprendida por su actitud.

Estaba desesperada, necesitaba ayuda urgente y no la había obtenido. Salí de allí peor de lo que había entrado. ¿Tanto le costaba darme una baja de tres días? Esa es la calidad humana de algunos médicos de familia. Pasan de la gente, te dedican siete minutos por reloj y como dice mi hijo "te mandan a tomar Fanta". ¿Por qué tanto hastío, tan poca empatía? Todo les parece normal e irrelevante. ¿Es que de tanto ver dolor se vuelven insensibles o qué? o… ¿Me trataba así por ser extranjera, joven y bella? ¿Ah?

Al salir llorando del médico llamé a una amiga que es abogada para contarle lo sucedido.

— Cambia de médico de familia. —dijo—. Las mutuas solo suelen dar bajas con accidentes como caídas, golpes, cortes o temas más graves. Lo mejor en tu caso es que arregles el finiquito con la empresa aunque no te paguen. Sal de esa situación cuanto antes, piensa en tu salud.

También llamé a mi exjefa, con quien mantenía una buena comunicación y se lo conté todo. Ella me aconsejó:

— Cambia de médico, cuando te de la cita, pídele a tu marido que vaya contigo para que te respalde y sea testigo. Hazle entender que antes estabas bien de salud y que la situación que estás viviendo en el trabajo te está enfermando. Si te han dado ganas de tirarte por la ventana díselo. La carta interna es necesaria para comenzar la investigación, es el protocolo. Si quieres escríbela y envíamela para orientarte. Por lo que me cuentas, hay gente que te ve como una amenaza. Recuerda lo que dice el dicho: "A quien hoy empuña la hoz, mañana le cortarán la cabeza". Así que tranquila: recibirán su merecido.

Ya no podía más, me quedé sin fuerzas. Me dejé afectar por la situación, me estresé, caí en la depresión y la ansiedad. A veces para comenzar a sanar necesitamos tocar el fondo y no sabía qué tan profundo iba a caer. Sufrí un ataque de "no-lo-puedo-soportitis", como diría el psicólogo cognitivo Rafael Santandreu.

Cambié de médico. El nuevo médico de familia me dio la baja y me pidió que tomara antidepresivos y ansiolíticos. A los tres días me dio una nueva cita temprano. Reservó una hora de su tiempo para escucharme. Se lo agradecí de todo corazón, pero ya era demasiado tarde. Fue la primera vez que un médico de la seguridad social me dio una baja por enfermedad en doce años de trabajo. En esos tres días, entre cita y cita pasaron muchas cosas más.

Me reuní con otro abogado al no parecerme justo que se salieran con la suya. Después de revisar mi contrato, los emails y la información que le pasé me dijo:

— Te voy a ser sincero. Llevas todas las de perder porque la empresa ya sabe que te encuentras mal física y anímicamente. Saben que no soportas la situación y que la solución es irte. Se van a aprovechar de eso para despedirte sin pagarte lo que te corresponde. Además, podríamos utilizar el amparo como delegada sindical. Pero te advierto que este camino es largo y doloroso. Es la guerra. Tienes que estar preparada para denunciarles por cualquier fallo que encuentres en prevención de riesgos laborales, en gestión de información confidencial, en pago de impuestos, con tus compañeros, etc. Esto tardará más de un año y como la ley ha cambiado, solo te darán 20 días por año trabajado. Tú decides. ¿El médico te ha mandado antidepresivos?

— Sí y ansiolíticos también.

— Por favor, no te los tomes. Son puros químicos. He visto mucha gente sufrir graves efectos secundarios a causa de ellos. Piensa en tus hijos.

A medida que el abogado explicaba la situación, yo sentía que una mano gigante me estrangulaba del estómago al cuello hasta casi vomitar. No me gusta la guerra, prefiero la paz. Era yo quien manejaba la prevención de riesgos laborales, parte de la información confidencial, el reciclaje de residuos peligrosos y otros temas en la oficina de Madrid. Había hecho bien mi trabajo. Todo estaba al día. Ironías de la vida, en todos los cursos de prevención de riesgos laborales y en todos los talleres que hice en el sindicato nunca me hablaron de cómo identificar, ni cómo sobrevivir al acoso moral en el trabajo, causa de uno de cada cinco suicidios en España.

Si demandaba a mis colegas por acoso moral ellos se unirían y dirían que yo estaba mintiendo. Tenía pruebas, tenía testigos pero no quería ir por el camino tortuoso de los juzgados. Si los denunciaba internamente, la empresa utilizaría mi declaración escrita para despedir a más gente después de haberme hecho pasar un calvario. Ese no era mi objetivo. Además, el dinero no compensaba ni un solo minuto de mi sufrimiento. Debía salir de ahí cuanto antes y con las mejores condiciones que lograra negociar.

Para seguir aumentando mi desesperación y mi estrés, mi nuevo jefe no volvió a responder mis llamadas ni a contestar mis emails. Un día recibí un email suyo pidiéndome hacer, cuanto antes, el traspaso de información a las personas a quienes daba soporte. También me hacía una lista de todas las tareas que tenía que completar antes de irme de la empresa.

No sé si fue al sentir que comenzaba a salir del pozo cuando decidí comentarle la situación a mi amiga Kira, que es trabajadora social. Estábamos caminando en el parque el Retiro cuando me animé a contárselo todo.

— ¿Por qué no me habías dicho nada antes? ¡Llevas todo este tiempo sufriendo en silencio! Tienes que saber que no es tu culpa. Los acosadores suelen seleccionar a personas muy éticas, alegres, solidarias, responsables, fuertes, que no se dejan comprar ni manipular, que cuestionan los dogmas, que saben gozar de la vida y que de alguna manera, al actuar como espejo, ponen en evidencia el conflicto interno propio que ellos no quieren reconocer. Además, eres guapa, te va bien y tienes un hogar feliz, eso les retuerce de envidia.

Kira también había sufrido acoso moral en el trabajo en dos ocasiones. Ella había ido a terapia de grupo con un especialista y me prestó un libro de un experto en acoso, *Mobbing: cómo sobrevivir al acoso psicológico en el trabajo*, de Iñaki Piñuel.

Lo leí buscando argumentos para confirmar que me estaban acosando y los encontré. No eran ideas mías, era mobbing (horizontal y descendente) con el efecto devastador del trastorno de estrés postraumático producido por el daño intencional, más difícil de superar y de perdonar que el daño accidental. Tenía que salir de allí, alejarme de esa gente. En ese momento no había entendido que el mobbing es un proceso y como tal se pueden revertir sus etapas.

Eso lo comprendí años después, mientras escribo este relato y vuelvo a leer el libro.

Kira me dijo que buscara ayuda psicológica pero mi experiencia con la psicoanalista me echó para atrás. La medicina occidental me tenía muy decepcionada por lo que aproveché la baja para buscar otra alternativa para aliviar mi malestar.

Begoña, madre de una compañera de mi hijo Matisse, me comentó que ella también había sufrido acoso moral en el trabajo. Era científica pero a raíz de lo mal que lo pasó se convirtió en coach de terapias alternativas, como el Reiki.

El Reiki es la energía del amor y una técnica de imposición de manos que ayuda a sanar. Eso me dio mucha esperanza. Así que me apunté al curso de Reiki con Begoña.

Al terminar la clase me dijo: "Vamos a oír esta canción porque lo necesitas." Y tecleando en su ordenador, escuchamos *Ella* de Bebe:

> "[…] *Hoy vas a descubrir que el mundo es solo para ti,*
> *que nadie puede hacerte daño, nadie puede hacerte daño;*
> *Hoy vas a comprender que el miedo se puede romper con un solo portazo.*
> *Hoy vas a hacer reír porque tus ojos se han cansado de ser llanto, de ser llanto…*
> *Hoy vas a conseguir reírte hasta de ti y ver que lo has logrado…*
> *Hoy vas a ser la mujer, que te dé la gana de ser.*
> *Hoy te vas a querer como nadie te ha sabido querer.*
> *Hoy vas a mirar pa'lante que pa'trás ya te dolió bastante.*
> *Una mujer valiente, una mujer sonriente, mira como pasa […]*".

Sí, eso era lo que necesitaba oír. Seguí escuchando la canción de Bebe todos los días y la colgué en mi muro de Facebook. Tan pronto hice el curso de Reiki, comencé a practicarlo dos veces al día. Me sorprendió la energía que mis manos transmitían y la forma en la que mi cuerpo reaccionaba.

Ya un poco más relajada al haber llegado a un acuerdo con la empresa y con la ilusión de comenzar a desarrollar mis propios proyectos, el domingo 21 de octubre de 2012 quedé a comer con tres amigas (Ana, Natalia y Lola) en un restaurante italiano, a 15 minutos a pie de mi casa. No estaba para fiestas pero quería celebrar que me había despertado de la pesadilla. Teníamos ganas de vernos para ponernos al día. La idea había surgido el viernes y como cosa rara todas estábamos disponibles el domingo (siempre había alguna de viaje o con evento familiar). ¿Te han dicho alguna vez que nada pasa por casualidad?

Seleccioné en el iPod la versión en salsa de *Sobreviviré* que cantaba Celia Cruz para escucharla una y otra vez. En un acto de amor propio me depilé, me pinté las uñas, me puse un sujetador precioso, un jersey verde perfumado con Aire de Loewe, leggins negros (el vaquero gris me quedaba muy ajustado) y botas. Di un beso de despedida a Marc y a los niños para irme caminando al restaurante. Volvería andando al atardecer. Me encanta caminar.

¿Cómo iba a imaginar que unas pocas horas después un médico me quitaría toda mi ropa con unas tijeras? (*)

"Mi voz puede volar,
puede atravesar cualquier herida,
cualquier tiempo, cualquier soledad.
Sin que la pueda controlar,
toma forma de canción,
Así es mi voz,
que sale de mi corazón.
Y volará, sin yo querer,
por los caminos más lejanos,
por los sueños que soñé,
Será el reflejo del amor
de lo que me tocó vivir,
Será la música de fondo
de lo mucho que sentí [...]
Yo viviré, yo viviré...
Y ahora vuelvo a recordar aquel tiempo atrás,
Cuando me fui buscando el cielo de la libertad.
Cuantos amigos que dejé y cuantas lágrimas lloré,

Yo viviré,
para volverlos a encontrar
y seguiré con mi canción […]
Yo viviré, yo viviré y sobreviviré"
Celia Cruz.

Notas

(*) El estrés, el aislamiento y el acoso moral tienen un importante impacto negativo en la salud de quienes lo padecen, como se ha comprobado en múltiples investigaciones citadas por Goleman, Daniel (2006) *Inteligencia Social,* Pág. 309, Barcelona, España, Editorial: Kairós:

"Quienes responden al insulto con el silencio experimentan un aumento significativo de la presión sanguínea. No es de extrañar, por tanto, que si los mensajes humillantes perduran a lo largo del tiempo, la persona que se reprime se sienta cada vez más ansiosa e impotente hasta caer finalmente en la depresión, una situación que, prolongada, aumenta considerablemente la probabilidad de desencadenar una enfermedad cardiovascular".

Resumen de cómo detener e invertir el proceso de acoso

Este resumen tiene en cuenta las explicaciones de Iñaki Piñuel disponibles en sus podcasts, así como el análisis en Piñuel y Zabala, I. (2001) *Mobbing: Cómo sobrevivir al acoso psicológico en el trabajo,* Maliaño, España, Editorial: Sal Terrae.

Fase 1: identificar el problema. Informarse, formarse, solicitar ayuda, asociarse. La persona debe entender que no es mala, que ella no es el error. Hay que responder a las siguientes preguntas: ¿Cómo he llegado hasta aquí? ¿Cuáles son los puntos débiles por los cuales me han acosado? ¿Con qué tipo de acosador me enfrento? ¿Cuál es la mejor estrategia para responder a ese tipo de agresor? ¿Qué registros y documentos necesito para probar la situación de acoso? ¿Quién puede convertirse en testigo a mi favor? ¿Qué personas pueden convertirse en apoyo? ¿Qué puedo hacer para que no me aíslen?

Fase 2: desactivación emocional. La persona puede estallar en cualquier momento, incurre en errores. Necesita apoyo psicológico para trabajar la autoestima (con aprecio genuino de uno mismo, aceptación de las debilidades, afecto y cuidado de las propias necesidades). Así como para adiestrarse en el despliegue de habilidades asertivas que le permitan ampliar su zona de confort y afrontar adecuadamente a los agresores, aprender a tomárselo con humor y canalizar la ira.

Fase 3: elaborar la respuesta proactiva y asertiva al acoso psicológico, sacando la culpa a través de una serie de estrategias que consisten en blindar a la víctima contra esas críticas para conjurar la vergüenza y hacer frente. Hay que desmentir las falsas acusaciones, solicitando firmemente la aclaración con los detalles específicos, para que la persona pueda vomitar el veneno. Se documentan las acusaciones, se rechaza la asunción de responsabilidad. Aquí se recomienda la táctica "existir" del juego Go: Ganar mayor presencia física e intelectual en reuniones, eventos, proyectos e iniciativas. Existir significa neutralizar la estrategia de aniquilamiento en la que consiste el acoso.

Fase 4: el acoso se supera gracias a una nueva comprensión de la situación, incrementando la inteligencia emocional. Para salir del trauma, la persona debe hacerse cargo de su propia salida del problema y pasar página perdonando al acosador y de esta manera liberar la propia energía para que sea canalizada en otros proyectos. ¿En qué aspectos puedo aprovechar esta vivencia para aprender, crecer y madurar?

Recuerda que…

Si no hacemos nada para que el mal desaparezca, estamos contribuyendo a que se extienda. Por eso es vital aprender a poner límites y a basar las relaciones en el respeto mutuo.

Reacciona tan pronto sientas que algo te incomoda. El acoso laboral es como la fábula de la rana. Si metes una rana en una olla con agua templada y la calientas a fuego lento, la rana no se da cuenta del cambio de temperatura y muere cocida. Si la tiras en agua hirviendo, ella saltará de inmediato y salvará su vida. El *mobbing* es una muerte lenta. Abre los ojos y sálvate.

CAPÍTULO II

El corazón tiene razones que la razón no conoce.

Blaise Pascal

20 de octubre de 2012

— Llevo tres días soñando con Noa en diversas circunstancias comunes y corrientes. Veo sus rasgos nítidamente y eso me sorprende. Intenta decirme algo, pero por alguna razón no puede y me dice adiós con la mano. En todos los sueños se despide y eso me preocupa. —dijo mi padre.

— Tal vez sea porque está viviendo una situación estresante en el trabajo y ha estado con depresión y ansiedad. —respondió mi madre.

— Ojalá no sea nada… me angustia no poder escuchar lo que ella me quiere decir, como si algo le hubiera pasado o estuviera por pasarle, ¿qué es lo que le impide hablarme? —añadió mi padre.

Dos días después de esta conversación, mi madre se despertó sobresaltada. Había soñado que iba caminando con mi hermana Alice y conmigo. Mi hermana se desmayaba y la cosa parecía grave porque no volvía en sí. Aunque quien se desmayaba en su sueño era Alice, mi madre, que es una mujer sabia e intuitiva, sintió que algo grave me había pasado a mí.

Unas dos horas después, mis padres recibieron una llamada de Alice confirmando su corazonada. La noticia les causó una fuerte impresión, se abrazaron, luego se arrodillaron y con sus manos entrelazadas, en medio de un llanto sereno, oraron con toda su fe a Dios por mi vida. Mi madre hubiera hecho cualquier cosa para ponerse en mi lugar. Como le dijo a mi hermana: "Esto me tenía que suceder a mí, no a ella."

La huella de un sueño no es menos real que la de una pisada.

George Duby

Estaba sola en el baño del restaurante italiano cerca de casa, cuando sentí como si me estuvieran clavando puñales en la cabeza. El dolor era intenso, asfixiante y cegador. La oscuridad me tragaba y pensé: tengo que pedir ayuda, tengo que salir de aquí. Logré abrir la puerta del cubículo del váter y vi mi reflejo en el espejo. Vi el jersey verde que me gustaba tanto y unos vaqueros grises. Apoyé mis manos en el lavamanos intentando respirar y juntar fuerzas para salir del baño, sentí que me iba a caer: ahogada, mareada y confundida.

¿Qué había sido eso? No era la primera vez que veía imágenes "inesperadas" que se hacían realidad. Cuando tenía doce años me pasaba tan a menudo que me asusté. A veces veía escenas, otras veces era como si me lo dijeran al oído. Sabía que alguien iba a llegar, o lo que iba a decir. Era una niña: ahora va a pasar "X"...y pasaba. A ratos era divertido.

Eso de adivinar lo que iba a suceder, por muy banal que fuera, no me hacía tanta gracia cuando veía sangre a chorros e intentaba olvidarlo de inmediato. ¿Por qué veía sangre? ¿Con quién se relacionaba?

Me preguntaba si sería la capacidad de hacer deducciones lógicas, una intuición desarrollada, una mente imaginativa o el conjunto de las tres anteriores. Leí varios libros que encontré en la biblioteca de casa buscando respuestas, entre ellos, un tratado de psicología, pero no las encontré. Tal vez si hubiera tenido un libro de neurología a la mano, hubiera leído una explicación racional aceptable. Tal vez hubiera descubierto que estaba experimentando pequeñas "ausencias" o crisis epilépticas parciales. Mi abuelo paterno era médico especialista en el sistema vascular, pero nunca se lo mencioné.

Como era una niña, cada vez que me sucedía algo "raro" me calmaba a mí misma diciéndome: "Esto ha sido fruto de mi imaginación, es solo una coincidencia, ¡qué casualidad!" Era mi forma de quitarle importancia a eso que no podía explicar. Una manera de negar las experiencias que no comprendía porque estaban fuera de lo "normal" y que de cierta manera me inquietaban. Era como una receptora de mensajes que no entendía y decidí ignorarlos.

Pero siguieron sucediendo. Como la primera vez que fui a París y caminando frente al Panteón me quedé pegada al suelo mientras un torrente de imágenes de otros tiempos me atravesaba a gran velocidad. Como en la película *El quinto elemento*, cuando el elemento Amor descubre los horrores que la humanidad ha hecho a lo largo de la historia.

Como la primera vez que fui a los Alpes, a conocer a la familia de Marc. El hermoso e intenso contraste de los tonos amarillos, rojos, ocres de los majestuosos bosques en otoño me quitó el aliento. Hermosísimo… pero lo que más me impresionó fue la certitud: "Ya he estado aquí". Casi, con lágrimas en los ojos me dije a mí misma: "Esto es lo que he intentado pintar desde hace tiempo".

Sueño, recuerdo, premonición, "*déjà vu*" o crisis epiléptica parcial, esos chorros de sangre que veía de niña, esa imagen en el espejo del baño del restaurante italiano tuvieron una referencia numérica: 21-10-2012, fecha cuyos dígitos coincidieron con el lugar de mi vuelta a la vida: 12-10, el Hospital 12 de Octubre.

> Si la adversidad puede corregirse,
> no hay necesidad de sentirse abatido;
> Y si no puede remediarse, no hay beneficio en estar triste.
>
> Yigme Tenpe Ñima

La vida te da sorpresas, a veces en forma de shock

Me gusta que la vida me sorprenda y a veces, aunque la sorpresa parezca una mala broma puede terminar convirtiéndose en una bendición. Cada persona escoge aprender o no de sus experiencias para crecer o para seguir tropezando con las mismas piedras.

Quería celebrar que me había despertado de mi pesadilla laboral y comenzaba a saborear la libertad, allí en ese restaurante italiano con Ana, Natalia y Lola. Tremendo susto se llevaron mis amigas cuando íbamos saliendo del restaurante y me desmayé. La situación empeoró cuando llegó la ambulancia y se dieron cuenta de que era grave.

Llamaron a Marc y se fueron al Hospital 12 de Octubre, donde estuvieron toda la noche, hasta que una doctora rubia con cara de pocos amigos salió a la zona de espera y exclamó:

— ¡Qué hemorragia tan tremenda! Salía sangre a chorros, estaban todos pringados.

Después de semejante comentario, ellas que estaban asustadas, quedaron en shock. Por fortuna uno de los mejores neurocirujanos me operaba (pero eso no lo sabían). Cuando salió del pasillo que lleva a los quirófanos, se hizo la luz, según me comentó días después Ana:

— Era un hombre radiante, no pude verle la cara, solo vi luz. Salió secándose las manos mientras nos decía con mucha satisfacción y seguridad que habían logrado detener la hemorragia.

En shock quedan los familiares cuando se enteran que esa persona amada, a quien han visto en perfectas condiciones unas horas antes, se encuentra en estado de extrema gravedad y con alta probabilidad de morir durante la noche. Además los médicos solo informan a los familiares de lo estrictamente necesario para que firmen las autorizaciones de pruebas y cirugías. A veces es mejor así.

Los accidentes graves dejan a la familia desubicada, triste y desbordada por la realidad de los cambios bruscos y repentinos, por la incertidumbre. Mis únicos familiares en Madrid eran mi marido y mis dos hijos de 7 y 3 años.

En la Unidad de cuidados intensivos hay una sala en donde los familiares esperan a ser llamados por los médicos para escuchar la información sobre el estado de los pacientes. Pasadas las diez de la mañana del lunes 22 de octubre, le tocó el turno a Marc:

— ¿Los familiares de Noa Parga?
— Soy yo —dijo Marc.
— La paciente sigue en estado de extrema gravedad. Le han fallado el corazón y los pulmones. Sus probabilidades de que sobreviva son muy pocas. Estamos haciendo todo lo posible por estabilizarla, pero tal vez no pase de esta noche.

Trato de imaginar lo que sintió Marc en ese momento. Yo estaba en coma, pero él era consciente de todo y además tenía que seguir funcionando como si nada: el trabajo, los niños, la casa y ahora el dolor de no saber qué esperar al ir al hospital.

Marc, mi ángel, estaba al borde del colapso. Marc, mi sol, tiene un gran corazón, una mente brillante y un espíritu zen. Es una persona íntegra y coherente en todos sus roles: esposo, padre, hijo, amigo, empleado, ciudadano. Con él la vida fluye y a su lado el mundo parece mejor.

¿Qué sentirías si la mujer de tu vida, esa con la que quieres envejecer se está muriendo de repente sin que puedas hacer nada para impedirlo? Un abismo de tristeza y de impotencia se abre bajo tus pies. El dolor te cala hasta lo más profundo de los huesos. A él no le gusta hablar de este tema porque le hace daño y no le gusta hablar del pasado. Sin embargo, al preguntarle me dijo:

— Si te hubieras muerto, me hubiera ido a vivir a Colombia cerca de tu familia. Ellos quieren mucho a los niños y a los peques les encanta estar allí. Yo no hubiera podido seguir aquí solo, sin ti. Por eso, lo primero que hice fue llamar a tu hermana.

Mi única hermana Alice, es 18 meses menor que yo. Hubo una época en que la gente creía que éramos gemelas. No sé cómo, nos parecemos sí, pero ella es una versión delicada de mí misma. Tiene un carácter fuerte algo explosivo, es divertida y goza con todo. Cuando éramos niñas, descubrí que no podía pelearme con ella porque tenía una fuerza descomunal y unas uñas afiladas que me dejaban fuera de combate en menos de un minuto. Gracias a ella aprendí a observar y a tratar de arreglar las diferencias hablando. Lo de la fuerza bruta no era lo mío y menos contra ella.

Desde pequeñas éramos opuestas. Mientras Alice hacía saltos mortales que quitaban el aliento sobre un caballete y atravesaba a toda velocidad unos pasamanos, yo bailaba danza contemporánea con unas cintas de colores. Ella habla rápido, yo lento. Ella es zurda, yo diestra. Pero nos queremos y entendemos a pesar de todas nuestras diferencias.

Alice vive cerca de Bogotá, a diez horas de vuelo directo desde Madrid, también quedó en shock cuando se enteró del derrame. "No puedo llamar a mis papás en este estado, primero voy a hablar con mi tía Carmen que es psicóloga, ella sabrá ayudarme", se dijo.

Pero a mi tía también le impresionó mucho la noticia y lloraba sin parar, pensando en mis hijos.

Mi cuñado, a quien apodamos con cariño "el rey Midas", hizo un par de llamadas y, en dos días, consiguió una visa por razones humanitarias para Alice. ¡Guau! Los visados tardan por lo menos tres semanas. Ella viajó el miércoles y el jueves ya estaba en el hospital. Su presencia fue de gran ayuda para nosotros. Los veinte días que estuvo en Madrid pasaron volando. Marc y Alice se turnaban pues uno estaba en el hospital conmigo y el otro en casa con los niños, cuando regresaban del colegio o de la casa de alguna persona solidaria que se había ofrecido a cuidarles un rato.

Para el visado, el consulado pidió una foto mía en la UCI: una mujer con todo el cuerpo muy hinchado por las sustancias administradas. Tenía la cabeza deforme con un drenaje que salía de la parte superior izquierda del cráneo. Conectada a distintas máquinas y a un variado tipo de tubos: respiración asistida, sondas, y múltiples vías en el cuello y brazos, además de marcas de pinchazos debajo de las clavículas y en los pies. Unas vendas eléctricas masajeaban las piernas para evitar trombos.

Mientras estuve en coma, Marc avisó de lo sucedido a los amigos más cercanos y Alice se puso en contacto con mis amigas de infancia quienes de inmediato se unieron y movilizaron para orar o para enviarme Reiki. También crearon grupos en las redes sociales y me escribieron cartas que enviaban a Marc para que me las leyera. Ana, Natalia y Lola, las tres amigas que estaban conmigo el día de la hemorragia, venían a verme. Lola vino con su madre quien también hace Reiki y otras terapias alternativas de sanación para hacerme una sesión en la UCI.

Mi amiga de infancia, Tere, quien vive en Australia, me vino a visitar en sueños, según me contó meses después. Ella me hablaba y yo escuchaba sin reaccionar pero al mencionar a mis hijos asentí con la cabeza. Al día siguiente, desperté.

Parecía que llevaba una eternidad en el limbo. A veces escuchaba voces de gente joven. Por sus conversaciones deduje que tenían poco más de veinte años. No podía abrir los ojos. No sentía olores. No podía moverme. Era toda oídos y después, nada.

Desperté en un lugar que no conocía. No podía hablar. Me costaba mucho trabajo abrir los ojos y cuando lo hacía veía todo borroso. El sonido parecía hacerse cada vez más fuerte hasta volverse insoportable. Sentía dolor, quería dormir. Esto duraba pocos segundos y volvía al limbo.

De repente me pareció oír la voz de Alice, abrí los ojos y vi su cara borrosa, como un espejismo, al lado de Marc. Sentí mucha alegría al verla. Ella cogió mi mano. Comenzó a hablarme a la espera de alguna señal, y según me dijo, sintió un gran alivio cuando sorprendida le pregunté: "¿Y tú qué haces aquí?" Era mi primera frase. ¡Podía hablar! Reconocerla significaba que mi memoria a largo plazo funcionaba y que era capaz de hacer deducciones lógicas.

Días después, la siguiente prueba fue en francés. Marc se alegró al comprobar que podíamos conversar en su lengua materna. A pesar del pronóstico pesimista de los médicos, sus esperanzas aumentaron.

Mi memoria a corto plazo siguió fallando durante un par de semanas más. Cada vez que abría los ojos y Marc se acercaba a saludarme, yo le hacía las mismas preguntas:

— ¿En dónde estoy? ¿Qué ha pasado?
— Estás en el hospital, has tenido un accidente. Me alegro de que hayas despertado. —respondía Marc tras una profunda inhalación.
— ¿Un accidente?... —Mi mente estaba en blanco. No sabía cuánto tiempo había pasado. Reconocía a la gente que amaba, nada más.

Tal vez, a la enésima vez de tener el mismo diálogo logré retener su respuesta:

— Quedaste a comer con tus amigas en el restaurante italiano cerca de casa. ¿Lo recuerdas?

— Creo que sí. —Intenté recordar—. Pedí unos mejillones que estaban riquísimos pero dejé la mitad porque sentía nauseas. No pude comer nada más. El camarero vino a preguntarnos si queríamos postre o café. No recuerdo que pasó después.

— Tus amigas me contaron que fuiste al baño, en la segunda planta del restaurante. Cuando volviste a la mesa tenías la cara desencajada, estabas pálida, te llevaste las manos a la cabeza diciendo: me duele muchísimo, ¿así son las migrañas? Y te desmayaste. Llamaron a urgencias. La ambulancia llegó en menos de cinco minutos y te trajeron a este hospital. Tenías una pupila muy dilatada. Te hicieron un TAC y te operaron de inmediato. Estuviste varios días en coma.

Para entonces ya me habían pasado de la UCI a la habitación compartida en la planta de neurocirugía del Hospital 12 de Octubre. Era un ente al que limpiaban, bañaban y ponían pañales en la cama. Era incapaz de moverme. Tenía vértigo y náuseas. Vomitaba por lo menos una vez al día y necesitaba ayuda para hacer cualquier cosa. El dolor de cabeza era muy fuerte. La luz y el ruido lo empeoraban. Cuando me quitaron las vías, los calmantes que me daban cada cuatro horas parecían no hacer efecto.

— ¡Por favor denme 1.000 gramos de Paracetamol, que esto no me hace ni cosquillas! —supliqué cerrando los ojos cuando vinieron un montón de médicos y enfermeras de turno a la revisión matinal.

— 1.000 gramos es un kilo —dijo alguno de ellos.

"Hombre, lógico que quise decir 1.000 miligramos, si sintieras este dolor tan horrible también tendrías lapsus linguae", pensé. Aunque en el fondo, sí quería que me dieran morfina como para dormir a un elefante.

Prefería tener los ojos cerrados porque al abrirlos me daba la sensación de que todo se diluía en movimiento. Nada parecía tener una forma con límites concretos. Mi cabeza era como un globo que flotaba muy lejos del resto de mi cuerpo inmóvil.

A pesar del dolor y del malestar, el día que comprendí que estuve a punto de morir y que era un milagro que siguiera viva, lloré de alegría y de gratitud. Me sentí bendecida, amada y fuertemente conectada con una energía superior que todo lo une. Di gracias a Dios por esa segunda oportunidad, por ese hermoso regalo. Recordé que tenía dos hijos preciosos que amaba con todo mi corazón. Quería verlos, abrazarlos, besarlos, jugar con ellos. Seguía viva y saldría de allí para darles todo mi amor, para crecer con ellos, mis maestros.

El amor me había salvado una vez más. El amor, ese idioma universal que no necesita palabras, esa energía poderosa que une todo lo que existe, había activado mi fuerza vital para sobrevivir y sanar.

A medida que me iba recuperando, crecía en mí el anhelo de aprovechar cada momento. Primero tendría que ser paciente y aprender a avanzar paso a paso centrada en el momento presente, en los pequeños retos. Para comenzar intentaría sentarme sola en la cama. El vértigo me lo ponía difícil.

La hemorragia nos había pillado a todos por sorpresa. Pero, ¡estaba viva! A pesar del dolor físico, la alegría de vivir se instaló en mi corazón. La gratitud, la esperanza y el amor fueron los motores de mi pronta recuperación. Además tuve la suerte de ser atendida por un equipo médico muy bueno, con neurocirujanos excelentes: ¡Una lotería!

Cada tic tac es un segundo de la vida que pasa, huye y no se repite.
Y hay en ella tanta intensidad, tanto interés,
que el problema es solo saber vivirla.
Que cada uno lo resuelva como pueda.

Frida Kahlo

A paso de tortuga

"¡Nunca habíamos visto a nadie llegar en un estado tan grave recuperarse tan rápido!", le dijo uno de los neurocirujanos a mi hermana, cuando ella preguntó si mi proceso de recuperación era normal.

Cuando siempre has gozado de buena salud y nunca has pisado un hospital no te das cuenta de la gravedad de ciertas lesiones, ni de tu capacidad de auto-sanación, ni tienes un punto de referencia de lo que se considera "normal". Hasta que investigas y lees o te cuentan de la infinidad de historias parecidas a la tuya. Así comencé a creer que los milagros existen, como confirmaría mi neurocirujano cuatro meses después:

— Lo normal es que no estuvieras aquí. El tuyo, es un caso raro. Estuviste en esa línea que separa la vida de la muerte y descerebrando.

Los primeros días mi mente estaba dormida. No pensaba, solo sentía y observaba. Pero la mayor parte del tiempo estaba como en una especie de limbo, en un sueño profundo, ajeno a la memoria. Tener la mente dormida era liberador. Sentía paz. Cuando abría los ojos, hacía lo que me pedían o por lo menos lo intentaba, concentrándome en una cosa a la vez.

Cuando logré levantarme, Marc me cargaba como a una muñeca, y yo daba pequeños pasos de bebé de 13 meses. Cada vez que ponía un pie en el suelo parecía que éste se hundiera para que yo no lo pisara, como si estuviera entre dos dimensiones. Me pesaban mucho las piernas, a pesar de que había perdido varios kilos, y cuando el pie tocaba el suelo, un latigazo de dolor en la cabeza hacía eco en mis oídos. Caminaba muy despacio, me sentía como una tortuga. Borracha de felicidad me tambaleaba del brazo de mi marido, hermana o amiga de turno, por el pasillo de los Frankenstein. Era como ser niña otra vez y eso me llenaba de alegría.

No sé si era por la sonrisa bobalicona que llevaba tatuada en la cara o por mi "pinta ultra sexy" que el médico más joven, uno con cara de bebé, se reía cuando me veía caminar del brazo de Marc por el pasillo. Me hacía dos trenzas con lo que me quedaba de cabello, que era abundante. Iba con las medias blancas de cirugía, el camisón blanco de puntitos negros del hospital, sobre el que ponía una blusa de seda lila, y unas horribles pantuflas de ducha azul fosforescente, que me había traído Marc (porque fue lo primero que encontró).

Al mirarme en el espejo me sentía guapa a pesar de tener la cara hinchada y media cabeza rapada con una enorme cicatriz en forma de herradura, con grapas desde la sien hasta la oreja del lado izquierdo. Ana me animaba con frases como: "¡Hala pero que corte más chulo te han hecho, si te pareces a Rihanna!".

Como me encanta ducharme y me moría de calor, me alegró iniciar la ducha sin enfermeras. Eso sí con ayuda de Alice y Marc, en un baño amplio, con una silla de plástico y jabón especial para el cuidado de las heridas. Pero los médicos no nos advirtieron que el pelo había que secarlo de inmediato, hasta que pasaron varias horas después del primer baño, cuando ya tenía un dolor de cabeza insoportable, debido a la humedad en las cicatrices. Desde entonces tuve especial cuidado con el lavado y secado del cabello.

Casi no sentía hambre pero comía. Algo me decía que así mejoraría más rápido. No recuerdo el desayuno aunque sí recuerdo que no me pasaba ni el café ni las galletas que me daban. Tenía la garganta seca y poca saliva para tragarlas. Al comienzo necesitaba ayuda para comer. Me daban la comida como a un bebé. Después Alice o Marc se limitaban a cortar la carne. Bajo supervisión de las enfermeras me pasaban la cuchara o el tenedor: "¡Inténtalo, tú puedes!" Pero la cuchara no encontraba el camino hacia mi boca. Visto de fuera todo esto parecería muy triste, para mí no lo era porque estaba libre de juicios. Me sentía feliz de seguir viva y de tener la oportunidad de recomenzar a caminar, a comer y todo lo demás: yo solita.

La habitación 234 del Hospital 12 de Octubre estaba en el pasillo derecho de la planta de neurocirugía. Era amplia, cálida y soleada. Como la mayoría de las habitaciones del hospital, era compartida. En esa habitación tuve tres compañeras. La primera, era una ecuatoriana que iba por su segunda cirugía cerebral debido a un par de tumores. Hablaba poco, comía demasiado, dormitaba casi todo el día y roncaba como un león.

Mi segunda compañera era una española muy suave y dulce. Solo la acompañaba su madre. Las dos eran un encanto. Tenía sobrepeso y ya le habían operado varias veces de la columna. Tenía vías en las dos manos y solo podía acostarse de medio lado. Las enfermeras venían a verla cada hora, día y noche. Compartimos dos noches, pues la pasaron a otra habitación.

Loli, mi tercera compañera era una española muy graciosa. Iba por su cuarta cirugía de columna. También había sido operada de cáncer de mama y su marido había sufrido un infarto un mes antes. Tenía dos hijas menores de 30 años. Loli transmitía alegría y fortaleza. Era divertido hablar con ella. Como tenía una vértebra desplazada y un tornillo roto de su última cirugía, casi no podía caminar del dolor. Sin embargo allí estaba rebozando vida por los ojos y haciéndonos reír antes de la cirugía que le permitiría disfrutar de un deseado paseo por la playa. Pero eso tendría que esperar. Sería hospitalizada otra vez, un par de días después del alta, por una infección.

Como seguía con mucho dolor y vomitando, me hicieron más pruebas. Pasados unos días los médicos nos informaron que debían hacer una segunda cirugía porque la hemorragia había sido producida por una malformación arterio-venosa congénita en la zona occipital del hemisferio izquierdo de mi cerebro. Habían hecho una arteriografía y una embolización para tratar un par de aneurismas que habían detectado pero aún quedaba por cerrar el 10% de la malformación. Si no operaban, habría más hemorragias.

> De este real paraíso verde jaula es un laurel
> de tres dulces ruiseñores que cantan a dos y a tres.
>
> Luis de Góngora

Escapada al paraíso

La buena noticia era que me dejarían ir a casa el fin de semana antes de la segunda cirugía. Por los pelos no me dan el alta ya que tenía la presión arterial muy baja y estaba muy débil. Pero salí feliz, en silla de ruedas, eso sí.

Volver a casa fue como ir al paraíso. Hogar, dulce hogar. Amor, ternura, risas infantiles. Comida deliciosa preparada por mi querida Alice. La cama matrimonial me pareció lo mejor que había sentido en mucho tiempo. Por fin pude disfrutar del silencio y dormir a gusto al lado de Marc. Su presencia y su calor me relajaban. Creo que gracias a la cercanía de mis hijos, mi sentido del olfato comenzó a despertar.

Cuando llegué, los niños estaban expectantes y un poco distantes. Intenté arreglarme para no asustarles con mi cicatriz. Teo, el peque de tres años, estaba enfadado conmigo como si lo hubiera abandonado. Salió corriendo, se sentó en el sofá y poniendo sus manos en la cintura me regañó:

— Mamá, ¡que susto tan grande nos has dado, no te vuelvas a desmayar!

— Lo intentaré amor, créeme que lo intentaré. —susurré mientras me sentaba a su lado, acariciándole la cabeza y dándole besos en las mejillas.

— ¡Y no te vayas con el médico! —refunfuñó.

— Amor, yo no me voy con ningún médico. Voy al hospital para que los médicos me curen. —respondí dándole más besos y abrazos.

La profesora de Teo había notado un cambio en su actitud, ya que antes era muy sociable y alegre pero en esos días se aislaba y pedía muchos mimos. Ella le mostró una foto de familia y le preguntó por cada uno de nosotros hasta que lo supo: "Mamá se ha desmayado, está en el hospital". Marc no había comentado nada sobre mi ictus en el colegio. Cuando vio a Marc al día siguiente protestó:

— ¡Estas cosas hay que avisarlas! —dijo al verle—. Teo lo está pasando muy mal… ¿Cómo podemos ayudaros?

Matisse, el mayor, me recibió con un tierno abrazo y un beso cariñoso. Me seguía a todas partes con sus ojazos grises, sin perder detalle. Es un niño muy sensible, observador y sabio. Otro ángel. Él entendía bien la situación y me preguntó:

— ¿Mamá, durante la segunda cirugía te puedes morir?

— Sí —dije sin pensarlo, con toda sinceridad. Las facciones de su cara y sus manos se desplomaron.

— ¡Soy un niño demasiado pequeño para quedarme sin mamá! —lloriqueó pálido.

— ¡Oh no!, ¿qué he hecho? —pensé—. Con esfuerzo me arrodillé para quedar a su altura, le abracé y le dije: —Mírame a los ojos amor mío, lo que tenemos que pensar es que todo va a salir bien. Venga, vamos a repetirlo en voz alta: ¡Todo va a salir muy bien! En todo caso, recuerda que aunque mi cuerpo no esté a tu lado, mi amor siempre te acompañará.

Él sonrió y me abrazó aliviado. Si hubiera muerto, él se hubiera sentido engañado y no sé si me lo hubiera perdonado. Un par de días después de la segunda cirugía, hablamos por teléfono y me dijo:

— ¡Mami has sobrevivido! Estoy muy feliz y ya no tengo miedo de nada.

Una noche, nos sentamos en el sofá con Alice. Sentí ganas de cantar un salmo que habíamos aprendido en el colegio y que me gustaba mucho. Las dos entonamos:

"Un anhelo ferviente hay en mi pecho,
Que solo tú conoces oh señor,
El anhelo de ser toda mi vida
Un puente entre las almas y tu amor.
Un puente que partiendo de mi nada
Llegue a la orilla de tu eternidad.
Un puente al que todos pasar puedan
En busca de tu amor y tu amistad.
No importa que el dolor de mil pisadas
Marquen en él huellas ensangrentadas.
Yo solo quiero ser puente divino y que seas tú el final de mi camino.
Señor haz que este puente no se rompa
Mientras pueda servir a mis hermanos.
Y cuando nadie ya lo necesite
Destrúyelo a tu antojo entre tus manos."

Al terminar de cantar teníamos lágrimas en los ojos, sonreímos y nos abrazamos en silencio. Fluía el amor y la gratitud. Estaba feliz a su lado.

Ese fin de semana una amiga me trajo agua bendita de Lourdes y vinieron a verme por separado tres vecinas amigas. Una de ellas era Elena, mi abogada para temas laborales y contables. Elena es un encanto de mujer: amable, sonriente, con humor inteligente y prudente. Es de esas personas con las que te ríes por cualquier motivo y con quienes puedes hablar de cualquier tema, con respeto, a pesar de tener puntos de vista opuestos. Al verme me dijo:

— ¡Es admirable lo bien que estás llevando todo esto! Me alegro mucho de que estés aquí.

En casa cargué energías, me llené de amor y de paz para lo que seguía. Cuando volví al hospital, pude despedirme de Loli porque le habían dado el alta. Con los ojos en lágrimas me dijo:

— Deseo que tu cirugía salga muy bien, te lo deseo como si fuera para mí.

Empecé a darme cuenta de que estaba rodeada de gente maravillosa. Loli, las enfermeras, los médicos, los voluntarios y por supuesto, mi familia, amigos, vecinas. Y todas las personas que nos ayudaron de maneras distintas en esos días tejiendo una hermosa red de solidaridad: al cocinar para Marc, orando por nosotros, con los grupos de Reiki para enviarnos energía, cuidando a mis hijos, con sus gestos amables, con sus visitas y detalles.

¡Muchas gracias!

Lo bueno de la música es que cuando te golpea, no sientes dolor.

Bob Marley

Como un balde de agua fría, el alcance de las palabras

La vuelta al hospital fue dura. Mi primera cirugía fue el domingo 21 de octubre de 2012. La segunda, dos semanas después, el miércoles 7 de noviembre. Nada más llegar y despedirme de Loli, entró Gema, una de mis enfermeras preferidas con dos estudiantes (El 12 de

Octubre es un hospital universitario). Gema examinó mi cuello, brazos y piernas, mientras pasaba su índice por mi brazo derecho, suspiró:

— Chica, te han dejado como un Cristo.

Cada estudiante cogió uno de mis brazos, atando con fuerza los elásticos para buscar la mejor vena e introducir una vía. Se decidieron por el brazo derecho y pincharon tres veces antes de pillar la vena. Aunque no me gusta ser un conejito de indias, yo respiraba profundo y pensaba: esto también pasará. No es nada, una picadura de mosquito y ellas necesitan practicar para aprender.

Después me cambiaron de una habitación amplia, cálida y luminosa en el pasillo derecho a una habitación pequeña, fría y oscura en el pasillo izquierdo. La habitación estaba vacía, mi nueva compañera se encontraba en el quirófano.

Mi querida y alegre Alice, que venía detrás de las enfermeras, entró mirando la habitación de un lado a otro, sonrió, me miró y dijo en tono burlón:

— Ni te quejes. Recuerda que siempre puede ser peor.

Al rato volvió Gema con otra enfermera. Con una suave sonrisa en tono alegre me dijo:

— ¡Hala, te han cambiado de suite!… Venimos a quitarte las grapas.
— ¿Me vas a poner anestesia local? —pregunté.
— No, si eso no duele.
— ¡Cómo que no duele, si no me puedo ni tocar con los dedos!

Menos mal que Marc me había dejado el MP3 y me había grabado todas las canciones de Sade y de Café del Mar que me relajan. Mis oídos sólo soportaban música suave. Así que me concentré en entonar guturalmente una canción de Sade mientras me quitaban las grapas, una a una. La vibración interna de la música hizo el efecto de un sedante.

Seguí escuchando con los ojos cerrados la sensual voz de Sade. Sobre la una de la tarde entró un médico joven, alto y musculoso que no reconocí.

— Hola, ¿en dónde están tus familiares? —preguntó.
— Nos dijeron que el neurocirujano vendría sobre las dos. Se han ido a comer y vuelven a esa hora.
— A las dos estaré en el quirófano, me será difícil volver aquí. ¿Te han explicado la operación?
— No.
— Pues te lo explico yo. —dijo—. Riesgos de la cirugía: hemorragia e infección. Posibles complicaciones posteriores: pérdida de campo visual, que ya tienes; posible pérdida adicional de fuerza y de movilidad en el lado derecho del cuerpo (rápido análisis visual de mi anatomía); dificultad para hablar y posible pérdida de la capacidad de comprensión.

Lo dijo así como quien recita un poema que no le llega al alma. Sentí frío y comencé a temblar. Sabía que no veía bien pero no era consciente de la pérdida de medio campo visual. Y situándose más a mi derecha continuó:

— Dime cuantos dedos ves.

Me pareció que los estaba moviendo por lo que no respondí. Se movió un poco más a la derecha y comprobé que había desaparecido.

— No te veo —respondí mirando hacia el frente.

Respiré hondo mientras asimilaba mi ceguera parcial. La pérdida de visión no me preocupaba. Estaba decidida a aprender Braille para seguir leyendo, si era necesario. En cambio la posibilidad de perder la capacidad de comprensión fue como recibir un balde de agua fría. Si me quedaba bruta, ¿cómo iba a aprender Braille?

— ¿Tienes alguna pregunta? —dijo.

— ¿Podré hacer rehabilitación? —pregunté esperando una amplia respuesta.

— Sí.

— Me duele mucho el oído. ¿Es por la cirugía?

— ¡No he sido yo! —dijo bromeando con las manos en alto y luego, más serio, mirando hacia la puerta añadió—: Debe ser por otra razón.

— ¿Qué me han hecho durante la primera cirugía?

— Lo necesario para salvarte la vida —respondió orgulloso, mirando a la gente que pasaba por el pasillo.

— ¿En qué parte de la cabeza me harán la segunda cirugía?

El médico se acercó y me pasó un dedo por mi cabeza para que sintiera por dónde iban a abrirme el cráneo, pero la almohada le impidió hacer el recorrido completo de la cima a la nuca. Por lo que yo, con mi usual ingenuidad, pensé aliviada que sería una rajita de tres centímetros que no me iba a molestar para nada. Ese joven cirujano parecía muy frío. ¿Sabía algo de psicología? En todo caso, la técnica de decir lo menos posible había funcionado esta vez.

Permanecimos un momento en silencio. Sentí que quería preguntarme algo, pero las palabras no le salían. Extendiendo su brazo izquierdo tanto como pudo, agitó unas hojas que yo no había visto y me pidió que firmara la autorización y que se la diera a la enfermera. Salió de la habitación y seguí escuchando música.

Cuando tuve fuerzas me levanté y leí la autorización. Era peor de lo que me había dicho el cirujano. Llamé a Marc llorando y le pedí que contactara a mis amigas, con las que estaba el día del derrame y quienes me seguían visitando casi a diario.

Por la tarde, como enviada por un ángel, entró en mi habitación una voluntaria de Cáritas. Era una guapa española con una larga melena rubia, de unos cincuenta años muy bien llevados. Con su voz ronca y pitidos asmáticos, me contó su historia para distraerme porque había sentido mi miedo. Tenía un salón de belleza, dos hijas veinteañeras, una de las cuales se había ido a Suiza porque en Madrid no encontraba trabajo, y se había quedado viuda muy joven. También me contó algunas de sus vivencias como voluntaria. Su compasión y su valentía me hicieron sentir una gran admiración por ella y por su labor.

Como Marc las llamó, Ana y Natalia, que son unos encantos, vinieron a acompañarme tan pronto salieron de sus respectivos trabajos. Qué alegría tan grande me dio verlas. Allí estábamos hablando tan contentas por la noche cuando entró el neurocirujano con cara de bebé, acompañado por una enfermera mayor a ponerme dos bolsas de sangre, por si acaso tenía otra hemorragia durante la cirugía. La transfusión gota a gota duraría hasta pasada la media noche y se suponía que yo tenía que avisarle a la enfermera de turno cuando hubiera caído la última gota, por lo que me quejé al cirujano:

— ¡Pero yo necesito dormir!
— Los que tienen que dormir son los neurocirujanos —dijo enarcando una ceja.

Marc que acababa de llegar de casa, pues había esperado a que los niños se durmieran, me consoló: "Tranquila, tú duerme que yo le aviso a la enfermera". Como siempre su compañía me dio paz y seguridad. Di gracias a la vida por ese hombre maravilloso que tenía a mi lado.

Por si las moscas, cerré los ojos pidiendo al cielo que los cirujanos durmieran muy bien para que pudieran hacer su trabajo lo mejor posible. Por mi parte, caí en un sueño profundo y reparador.

Esa noche mi maestra de Reiki nos estaba enviando energía para que todos descansáramos. Lo supe meses después.

A las 7 am pasó una enfermera avisando que ya era hora de ducharse con povidona yodada. Al rato me llevaron a la sala de pre-anestesia en donde había una fila de camas con pacientes esperando. Me llevaron a otra sala y me pusieron la anestesia en una de las vías. Hacía mucho frío. Me hicieron un par de preguntas y me quedé dormida mientras respondía. Uno de los anestesistas era colombiano.

> Todos los caminos de bondad conducen
> a la iluminación y al despertar.
>
> Buda

Nirvana

Varias horas después me despertaron en la sala de post-operatorio. Otra vez estaba medio ciega. Todo era oscuro con destellos de luz. Veía siluetas en blanco y negro. No podía ver las caras. Uno de los neurocirujanos, que parecía un agujero negro, me cogió de las manos y con una voz muy cálida y segura me informó:

— La cirugía ha durado tres horas. Todo ha ido muy bien. Ahora vamos a hacer una prueba.

Alguien levantó mis párpados e iluminó mis pupilas con una potente linterna. Cogió mis manos y me pidió que apretara su dedo con mi mano derecha y después con la izquierda; pidió que moviera los pies y mostrara los dientes de abajo mordiendo el labio de arriba. Me dejaban descansar (no sé por cuánto tiempo) y repetían la prueba que permitía determinar el nivel de consciencia (que al parecer era excelente, teniendo en cuenta las circunstancias).

Escuchaba a las enfermeras repetir la misma prueba con mis vecinos, a quienes no podía ver. En un par de ocasiones les oí exclamar con pesar: "Este no reacciona".

En algún momento de esa tarde-noche vino otro médico a hacer la prueba. Tal vez me llamó por mi nombre y no respondí. Sentí frío. Temblaba desnuda, con las medias de cirugía, las vías en los brazos, sondas y un montón de tubos enroscados en mi pecho. Cuando abrí los ojos, la manta que me cubría flotaba en el aire. Al final de la cama, vi la silueta de un hombre alto y fornido que me miraba. Al mismo tiempo, un agradable calor, como una corriente eléctrica, me subía de los pies hasta el esternón, despertándome con suavidad. El hombre emanaba una energía algo perturbadora, ¿tal vez rabia o frustración? Y me dijo algo así como:

— Hola Noa, no pude estar en tu cirugía.

Mis ojos se cerraron pesados mientras seguía acostada sobre mi lado derecho. Un médico (no sé si era el mismo porque percibí una energía distinta… que me daba confianza) me tomó de las manos para hacer la prueba, pero en lugar de darme un dedo, como habían hecho los otros, me dio toda su mano. Sentí algo raro y traté de identificar qué era masajeando sus dedos. "¡Guantes! Claro, los médicos llevan guantes". Apretó un poco mis dedos neutralizándolos mientras él seguía con el test. Al pedirme que moviera los pies, estos reaccionaron con una fuerza asombrosa e involuntaria que nos sorprendió a los dos. Siguió sosteniendo mis manos con delicadeza.

Entré en una profunda relajación. Vi un humo luminoso amarillo que salía de mí y dibujando una especie de lazo, abrazaba una luz roja cercana. Sentí que ese médico tenía un corazón bondadoso. De verdad le importaba la recuperación de los pacientes. Eso me reconfortó. Me dormí en un estado de conexión y paz en el que los límites del cuerpo se diluyen.

No sé cuánto tiempo pasó. Al abrir los ojos vi un agujero negro allí en donde había estado ese médico. Sentí que mi energía atravesaba ese agujero que más que un túnel era como una membrana que daba paso a otra dimensión, con una presión distinta. Como cuando te sumerges lentamente en una piscina. Al atravesar la membrana el ruido, el frío y el dolor desaparecieron, al mismo tiempo que mi ser, desprovisto de mi percepción individual, se expandía libre como un gas en la inmensa oscuridad sin forma, en el júbilo infinito. A lo lejos, muy lejos, veía puntos de luz.

Me fusionaba en una mezcla de paz, amor, bienestar y un inmenso gozo de existir… ¿éxtasis? Me hubiera gustado quedarme allí para siempre; en esa unión con el todo, en ese encuentro con la naturaleza más profunda de mí misma.

¿Fue esta experiencia fruto de la anestesia o del estado de mi cerebro tras la cirugía? Quizás. Para mí fue un momento de extrema concentración, lucidez y atención, en el que pude sentir la eternidad que late en el instante, expandiéndome en el gozo de existir. Fue un suceso tan maravilloso y revelador que por supuesto me gustaría repetir. Si los monjes tibetanos se dan estos paseos astrales todos los días mientras meditan, ¡yo también quiero aprender a hacerlo!

No estaba desvariando. De acuerdo con el neurocientífico Richard Davidson y el radiólogo Andrew Newberg, es indiscutible que esos estados no son imaginarios sino muy reales. Lo demuestra la interpretación de las imágenes del escáner, según la cual la experiencia mística es un proceso biológico cerebral vinculado a cambios en los lóbulos parietales y temporales del cerebro.

Una vecina que es psicoanalista, a quien conté mi experiencia días después, cuando vino a verme a casa, comentó:

— Era como salir del útero de la madre…
— No, todo lo contrario. Era como volver al origen —aclaré.

La sensación de falta de límites de mi propio cuerpo, como si éste se disolviese en el espacio fue muy real. En ese estado maravilloso estuve hasta que me despertó una enfermera con su linterna cegadora y volví a sentir dolor. En ese momento lo que más me dolía era la garganta y tenía mucha sed.

— Eso es normal —decían las enfermeras.

Me enteré de que tenía una sonda metida por la nariz, cuando me la sacaron. Pasado un rato me trajeron un "Chupachups": bastoncito de algodón impregnado de limón azucarado. Me supo a gloria.

Por la tarde también vino a visitarme una doctora que trabajaba allí. Era amiga de la madre de una amiga mía, a quien, después de verme, llamó para decirle:

— Esa chica tiene un estado de consciencia impresionante, sus cirujanos tienen que estar ¡alucinando!

Marc había esperado en el hospital a que la segunda cirugía terminara. El neurocirujano salió a darle las buenas noticias. Después, sobre las 7 pm, vino con Alice a la sala de recuperación en donde estábamos todos los pacientes que habíamos sido operados por la mañana. Yo les reconocí, no sé cómo, porque sólo veía siluetas.

Me sentía feliz porque todo había salido bien y por la experiencia mística, que me había dejado una especie de cosquilleo eléctrico por todo el cuerpo. Como no podía hablar, levante mi brazo e hice la seña del pulgar hacia arriba con la mano: "todo bien". Al día siguiente me llevaron a mi habitación.

Alégrate porque todo lugar es aquí y todo momento es ahora.

Buda

258: la habitación de la alegría

Mi paseo por el "séptimo cielo" me dejó una sonrisa permanente en la cara. Caí en cuenta de eso, cuando me lo dijo la madre de Virginia, mi nueva compañera de habitación. Era su segunda cirugía. Hacía tres años le habían extirpado un tumor cerebral pero le había vuelto a salir justo cuando comenzaba a sentirse recuperada. Dejó de trabajar en su propio salón de belleza porque el tumor la estaba volviendo ciega. Ahora llevaba el pelo corto, tenía sobrepeso pero su belleza dulce le hacía lucir muy joven. Su madre de 82 años y su linda hija veinteañera eran dos remolinos de energía y de alegría.

— La hubieras visto hace unos años. Estaba guapísima con su pelo largo, delgada, siempre arreglada y en taconazos —dijo la hija.
— Estas cosas te cambian —respondió Virginia con una dulce sonrisa.
— Ella sigue siendo muy guapa —añadió el tío, mientras el padre la miraba con ternura.

Virginia y su familia me caían muy bien. Eran generosos, sencillos y agradables. Sus padres habían tenido una carnicería y nos traían un jamón Serrano delicioso, para subirnos la tensión, que las dos teníamos por los suelos.

Marc era el primero en llegar. Nos traía melón espolvoreado con canela, que a mí me encanta, y un bizcocho de chocolate que preparaba con los niños. Después llegaban los familiares de ella.

— De ahora en adelante me voy a comer el melón con canela y cuando lo haga me acordaré de ti. — me dijo Virginia.

Temprano pasaban las señoras de la limpieza y nos cambiaban las sábanas y los pijamas. Sobre las 8:30 am nos servían el desayuno y una hora después pasaban las estudiantes de enfermería a medir la tensión arterial. Cuando era mi turno el tensiómetro se apagaba o no funcionaba o mostraba una tensión arterial muy baja (mi energía suele hacer interferencia con los equipos eléctricos). Por lo que me medían la tensión un par de veces seguidas. Entre las 10 y las 11 am era la ronda de los médicos. Después pasaban otras enfermeras:

— A ver las bellas durmientes… ¡levántense a caminar!

Las dos estábamos muy mareadas por la cirugía y por el medicamento preventivo que tomábamos para evitar convulsiones. Nos daban la misma dosis pero yo pesaba menos de 50 kilos porque había perdido mucho peso y masa muscular, por lo que la pastilla me afectaba más. Al despertarnos por las mañanas ella me preguntaba:

— ¿Qué tal el mareo?
— Pues hoy estoy como de tres cubatas y medio[1] —respondía bromeando.

Le había contado que bebo muy poco, no fumo y me mareo con un solo cóctel o una copa de vino. El derrame me había dejado en estado de borrachera permanente.

En las largas noches y madrugadas en vela, conversábamos y nos reíamos cada vez que podíamos. A las dos nos gustaba el actor australiano Hugh Jackman en su papel de Lobezno y bromeábamos:

---

[1] Cubata o Cuba libre es un cóctel que mezcla ron con refresco de cola.

— Que nos traigan un poster para recrear la vista.

— Mejor no… que si lo veo no duermo…

Compartimos nueve días esa habitación. A pesar de las risas y de los buenos momentos, se nos estaba haciendo largo y queríamos volver a casa.

Fantaseábamos con planes de "fuga del hospital" por la escalera de emergencia al fondo del pasillo. Vestidas con el camisón blanco de puntitos negros y pantuflas, salíamos de la habitación a caminar con nuestros brazos entrecruzados. Ella podía andar sola, pero yo no.

Una de esas mañanas, vimos que la puerta de la escalera de emergencia estaba abierta y nos acercamos muy emocionadas con la intención de ver que había más allá. Una enfermera nos pilló, se acercó y sonriendo dijo:

— Esta puerta está abierta para ventilar, pero abajo hay una reja cerrada con llave. ¡Por aquí no os podéis escapar chicas! Es más fácil que os pongáis zapatos y abrigos y salgáis tranquilas por la puerta principal. Nadie os va a detener.

Virginia y yo nos miramos con una amplia sonrisa luminosa.

— ¡Qué buena idea! ¿Cómo no se me había ocurrido antes? —dije con ganas de hacer una travesura

— Noa, ¡qué peligro tienes, —añadió Virginia riendo—. Pero si se te leen los pensamientos!

— No seremos las primeras en querer escapar por aquí —dije.

En la habitación imaginábamos formas de demostrarles a los médicos que estábamos bien para que nos dieran el alta sin hacernos las temibles pruebas que nos faltaban:

— ¡Voy a bailarles la Macarena! —propuse muy contenta.

— Me temo que no cuela. —respondió Virginia riendo.

Mientras yo seguía cantando y bailando la *Macarena* apoyada en mi cama porque el vértigo no me dejaba permanecer de pie: "Dale a tu cuerpo alegría Macarena, que a tu cuerpo hay que darle alegría y cosas buenas, dale a tu cuerpo alegría Macarena, e Macarena, ajé".

Pasadas las risas y el baileteo, aceptamos que no nos dejarían salir sin los exámenes correspondientes. En el caso de Virginia, tenían que hacerle una resonancia magnética con contraste y ella sufría de claustrofobia. En mi caso, harían una arteriografía: tortura tras la cual muere el 2% de los pacientes.

Para animarme, Marc me prometió que me traería a los niños antes de la prueba. Fue una gran motivación. Me moría por darles besitos y quería que me vieran lo mejor posible, a pesar de mi nueva pinta de señora Frankenstein de tez amarillenta y caminado de zombi.

Así que me decidí a andar sin ayuda por el pasillo. Primero a un brazo de distancia de la pared por si me caía. Hasta que me sentí segura de tanto caminar, a pesar del mareo. Estaba feliz como una niña pequeña. ¡Lo había conseguido!

Cuando llegaron con mi madre, que había aterrizado dos días antes para relevar a mi hermana, Virginia y yo salimos hasta los ascensores a verlos. Matisse se puso de pié en la silla para darme un beso y un largo abrazo tierno. Teo se asustó un poco y abrazando a Marc le dijo: "Mamá ya no es tan bonita como antes".

Yo tenía tantas ganas de ver a mis hijos, que no había visto a mi mamá, ubicada en mi ángulo muerto. Ella estaba sentada al lado de Matisse, paciente, mirándome con sus ojos brillantes y su sonrisa amorosa. Como un ángel, se levantó y me dio un cariñoso abrazo con sus cálidas alas. Se quedaría con nosotros tres meses… ya tendríamos tiempo para disfrutarlo juntas.

El dolor es inevitable pero el sufrimiento es opcional.

Buda

La arteriografía

Esa semana comenzaron las huelgas de sanidad en contra de la privatización sanitaria de seis hospitales públicos y la externalización no sanitaria de toda la red pública: 27 centros de salud, la unidad central de radiodiagnóstico, centralización de laboratorios, cierre del Instituto de Cardiología y el cobro de un euro por receta, entre otros cambios previstos en Madrid por la Consejería de Sanidad.

Todo iba más lento. Virginia estuvo dos días sin comer ni beber hasta la hora de la merienda a la espera de la resonancia. Pero el viernes 16 de noviembre nos hicieron las pruebas a las dos.

El día de la arteriografía fue el peor que pasé en el hospital y tal vez uno de los peores días de mi vida. Sabía que era una prueba de riesgo y estaba asustada, por lo que dos días antes me dio un ataque de ansiedad a las 2 am. Creí que me iba a dar un infarto por el dolor intenso en el pecho, pero se me pasó caminando del brazo de Virginia.

A pesar de que intenté aceptarlo y relajarme respirando, sentí dolores que no esperaba. De verdad creo que lo hice bien dadas las condiciones. Nada más comenzar el radiólogo me dijo:

— Esta prueba es para determinar cómo vamos a eliminar lo que te queda de la malformación, si necesitas una tercera cirugía o radiación.

Me quedé de piedra. Se suponía que estaba bien. ¿Una tercera cirugía? ¿Qué necesidad tenía de decirme eso antes de comenzar la prueba? Quería irme del hospital. Intenté calmarme respirando y cooperando. El radiólogo no parecía tener mucha paciencia.

Para quienes no sepan cómo es una arteriografía lo resumiré a mi manera: inyectan anestesia local en la ingle derecha para poner un catéter en la arteria que lleva la sangre al corazón y al cerebro. Después, por el catéter inyectan un líquido que a veces produce reacciones alérgicas mortales y con unas placas de unos 100x80 cm que te acercan al cuerpo te irradian (toman radiografías) cuando el líquido llega al cerebro o a la zona a examinar.

Escuché al radiólogo dar explicaciones a alguien a mi derecha, un residente, que yo no podía ver:

— Vamos a utilizar una aguja muy fina porque la paciente tiene las venas delicadas y casi nada de grasa.

Esa frase me hizo sonreír complacida: "Casi nada de grasa". Ojalá fuera así por todo el cuerpo, pensé. Y no soy anoréxica, me encanta comer.

Se supone que lo más doloroso es la puesta del catéter, pero no. Yo sentía la invasión del líquido frío que me subía por el pecho y el cuello. Cuando se repartía por las venas del cerebro veía estrellas de pavor. Sentía que me iba a estallar el ojo izquierdo de la presión y se me entumecía el brazo derecho como si me estuvieran electrocutando. Nadie me había comentado que estos dolorosos calambres eran "normales". Sufría y gritaba de susto por si acaso:

— Me duele mucho.
— ¿Pero se baja la intensidad? —preguntaba un radiólogo canoso.
— Un poco.
— Ah, bueno. No te muevas. —Y seguían como si me estuvieran haciendo cosquillas.

Respira profundo, muy profundo, expira lentamente que esto también pasará. Tú eres fuerte, vamos. Unos minutos más y habrá terminado este suplicio. Respira. Si relajas los músculos, dolerá menos. Respira profundo, me decía mi voz interior.

Acabó la prueba. El radiólogo residente, que era venezolano, cálido y amable fue el responsable de quitarme el catéter y me confirmó con una sonrisa que todo estaba "limpio". Después me llevaron a mi habitación, en donde me advirtieron varias veces que no me podía mover para nada.

Antes de la comida vi entrar a un médico bastante guapo que no había visto antes. Grande, pelo castaño, ojos color miel y facciones armoniosas. Se acercó a mi cama y muy entusiasta me dijo:

— Hola, soy tu neurocirujano.
— ¡Muchas gracias! —Logré responder expirando con la garganta seca. Ya me habían hablado mis amigas de lo "divino y radiante" que era. Tenían razón.

Estaba muy agradecida. Ese neurocirujano me había salvado la vida. Era como un super héroe para mí. Pensé en todas las personas que seguían vivas gracias a él. Quería saber quién era para darle las gracias y desearle que el amor, la paz y la alegría estuvieran siempre en su corazón.

Durante esos días en el hospital había meditado sobre la vida y concluí que la paz, como un estado de profunda consciencia en sintonía con lo que existe, es la fuente de la que brota todo lo bello. *"Peace and love"*… si ya lo habían dicho los hippies. La paz interior es la clave. Pero no le dije nada de eso porque se me atragantaron las palabras.

Ante mi sincera expresión de gratitud, él sonrió casi con vergüenza moviendo la cabeza de un lado a otro como quien piensa: "De nada, pero si este es mi trabajo". Manteniendo una distancia profesional, me examinó de la cabeza a los pies con la mirada. Supongo que yo tenía cara de dolor porque dijo:

— Esta prueba no te la volveremos a hacer. ¿Qué te ha dicho el radiólogo? No he tenido tiempo de hablar con él.
— Que todo estaba limpio.

— ¡Pero si eso ya lo sabía yo! —dijo con una sonrisa de satisfacción.

Clavé mis ojos en los suyos y en mi mente le pregunté: "¿Entonces por qué me habéis hecho pasar por esto?". Telepatía u obviedad, él me respondió justificando el procedimiento médico:

— Es el protocolo para estar seguros de que todo está bien…También te operé la tarde que llegaste a urgencias. Recuerdo a tus amigas, a tu esposo. Sé que tienes hijos. —Se quedó mirando unas flores que me habían llegado ese día—.Ya nos veremos en consulta. Tendrás una revisión a los cuatro meses y otra al año. Te haremos una resonancia magnética con contraste para comprobar que todo sigue bien. ¿Alguna pregunta?
— ¿Me puedo ir a casa?
— Prepararé los papeles para que te dejen salir mañana —dijo sonriendo y se fue.

Seguí sintiendo cada vez más presión en la cabeza y asfixia durante lo que quedó del día. No debía mover la pierna en seis horas para evitar una hemorragia en la arteria. Se me inflamó la ingle. Se me entumeció la pierna y la espalda. El dolor se fue extendiendo por todo el cuerpo.

Tampoco me quisieron poner la sonda y me fue imposible orinar en la cuña. Lloraba de dolor y desesperación. Analicé el espacio que había al abrir la ventana a mi derecha, calculé la altura, estábamos en la segunda planta. He sobrevivido por alguna razón, si intento suicidarme seguiré viva pero en peores condiciones, qué tontería, pensé. Marc, que estaba a mi lado, intentaba darme valor:

— Ya falta poco para salir de aquí. Hoy ha sido muy duro para ti pero estás mucho mejor. —Tomó aire mientras besaba mi mano—. Los primeros días fueron los más difíciles para mí.

Me acostaba llorando sin saber si estarías viva al día siguiente. Te amo… Si pudiera elegir, te diría que prefiero morirme primero, no quiero vivir sin ti.

Por la noche y en vista de que se me iba a explotar la vejiga, Marc exigió que me pusieran la sonda. Lo hicieron dos enfermeras jóvenes, con gestos bruscos y cara de enfado. Una de ellas me hizo daño, la otra se cortó un dedo. Mientras un chico, el de las pastillas, que habían plantado justo en frente mío, no sé con qué intención (porque no parecía acostumbrado a ver esto), miraba entre curioso y horrorizado el espectáculo.

Sentí un gran alivio cuando por fin salió un cuarto de la orina retenida en mi vejiga, a pesar de que la situación me había parecido humillante. Mientras pinzaba la sonda, otra enfermera nos explicó que no podía sacarse todo el líquido de golpe porque eso produciría una hemorragia. Pero Marc, que es muy listo, se pilló el mecanismo para aliviarme poco a poco, sin esperar a las enfermeras: ¡super Marc!

A las 10 pm hubo cambio de turno y llegó Gema. Otro ángel compasivo. ¡Gracias a Dios llegó Gema! Sentí paz y alivio solo de verla. Ella me ayudó a cambiar de posición y el contacto con sus manos fue como un calmante. Por fin pude dormir un poco y el dolor comenzó a disminuir.

Al día siguiente por la mañana era el turno de Conchi, una enfermera experimentada y muy graciosa. Entró a la habitación contando sus chistes para hacernos reír y después poniendo cara de puchero dijo:

— Chicas, ¡por favor no os vayáis que me van a traer a dos que están muy malitos!

Nos dieron el alta el sábado por la noche. No he vuelto a ver a Virginia pero siempre estará en mi corazón. Hay personas que se cruzan en tu camino para dejar una huella indeleble.

A mis 37 años cerraba con ilusión un capítulo muy intenso y enriquecedor en mi vida. El derrame había sido una bendición, un despertar, un mensaje de la vida que no podía ignorar. A pesar del dolor, me sentía agradecida y feliz por estar viva, por la oportunidad de volver a empezar junto a la gente que amo. Renacía como una mariposa que sale de su crisálida y por primera vez puede volar.

CAPÍTULO III

El arte más poderoso de la vida,
es hacer del dolor un talismán que cura.
Una mariposa renace florecida en fiesta de colores.

Frida Kahlo

Hacer del dolor un talismán que cura...

Cuando salí del hospital estaba eufórica porque una nueva vida, intensa, bella y llena de posibilidades, se abría ante mí y quería disfrutar cada minuto, cada palabra, cada gesto, cada bocado como si fuera el primero y el último.

Me sentía liebre y tortuga a la vez, con la mente ágil y el cuerpo entumecido. Como seguía muy débil, pasaba varias horas descansando en la cama y escuchando música suave, mientras mi mamá, quien vino de Colombia tres meses para ayudarnos, cocinaba para nosotros deliciosos platos típicos. Como un ángel de la guarda me acompañaba a hacer el mercado, a la fisioterapia, a las citas con los médicos y a buscar a los niños al colegio. Su presencia fue una bendición porque ella siempre está dispuesta a escuchar con su amable sonrisa y su mirada atenta, moviéndose a su ritmo lento, rodeada de un halo de dulzura y sereno bienestar que me alegra el corazón.

A las dos semanas de haber salido del hospital, recorrimos un gran almacén de muebles y comimos en un ruidoso restaurante madrileño con unos amigos. Eso fue demasiado para mí. Por la noche me salieron gotas de sangre de la primera cicatriz, mientras mis fuerzas se esfumaban como si un inmenso imán quisiera tragarme bajo tierra. Al mismo tiempo, los latidos de mi corazón golpeaban mis oídos y me palpitaban las yemas de los dedos.

Como no sabíamos si el ligero sangrado era "normal", fuimos a urgencias cuando los niños se durmieron. Me sacaron la sangre y luego de cinco horas de espera, el residente de neurocirugía de turno me examinó. Todo iba bien, sangraba porque me estaban saliendo puntos internos y me recomendó aplicar povidona yodada para evitar infecciones.

Pasado el susto del sangrado y ya menos eufórica comencé a sentir más dolor de cabeza. Tuve migrañas por primera vez en mi vida, al día siguiente de haber ido a un cumpleaños con Teo, por lo que me tocó encerrarme en mi habitación, sin luz, con las persianas cerradas, tapones en los oídos, tomando analgésicos tres veces al día. Pero aprendí la lección: mi cuerpo necesitaba calma, silencio y más tiempo para recuperarse. Las migrañas no se volvieron a repetir.

De la noche a la mañana mis oídos comenzaron a captar frecuencias sutiles que antes no escuchaba. Ruidos que asociaba con los aparatos eléctricos que me rodeaban; el móvil y el ordenador eran los que más dolor de cabeza me daban. Además, oía un zumbido permanente parecido al tono de la tele cuando se queda sin señal. Soportaba cada vez menos el sonido, como si me hubieran puesto un amplificador en el cerebro impidiéndome incluso cantar, al resultarme doloroso escuchar mi propia voz. Por lo que fui a ver al tosco de mi ex-otorrinolaringólogo quien me dijo:

— No hay nada qué hacer, te aguantas y no te recomiendo el uso de tapones en los oídos.

¿De verdad me tenía que aguantar a palo seco la dolorosa sensibilidad auditiva? ¡Auxilio! No le hice caso al principio. Fuera de casa siempre llevaba los tapones puestos y evitaba sitios muy ruidosos. El ruido me causaba taquicardia, tembladera y dolor.

A pesar de haberlo preguntado, los médicos del hospital no nos dieron información alguna sobre las instituciones y asociaciones a las que podíamos acudir para solicitar orientación para la rehabilitación, como CEADAC, que descubrí, un año después, leyendo el libro de Silvia Abascal, *Todo un viaje*. Así que pedí citas con médicos privados, además de la revisión obligatoria con el médico de familia de la seguridad social.

¡Estás fenomenal! dijeron todos los especialistas que consulté al salir del hospital. La más amable de las fisioterapeutas que vi, me hizo un test de equilibrio en donde obtuve un 4 sobre 5. Ella leyó todo mi informe médico detenidamente y con una gran sonrisa exclamó:

— ¡Es que es asombroso! Teniendo en cuenta lo que te ha pasado, que te han hecho dos cirugías a cráneo abierto y cómo te has recuperado en tan poco tiempo, lo único que te puedo decir es que es… ¡un milagro!

¿Milagro? Sí. Estaba viva y bastante bien. Sin embargo, me tocó ir a fisioterapia todos los días durante dos meses. Como no podía acostarme ni boca arriba ni del lado izquierdo por el dolor en las cicatrices, solo dormía del lado derecho, lo que terminó afectando todas las articulaciones desde el cuello al tobillo derecho. La fisioterapia me ayudó a aliviar esos dolores adicionales. Durante la consulta, la fisioterapeuta también me aconsejó caminar sobre terrenos distintos para mejorar el equilibrio y recuperarme.

Además, leí que los cambios en nuestras actividades diarias favorecen la formación de nuevas sinapsis (conexiones entre neuronas). Para agilizar la recuperación de mi cerebro, al que ahora le falta un trocito, decidí abrirme al cambio y a las nuevas conexiones.

Durante nuestro peregrinaje a los médicos, mi madre también me acompañó a la revisión anual ginecológica en diciembre. Mi ginecólogo es un señor canoso, con cara de búho, tal vez en edad de jubilarse, pero con una energía impresionante. Le tengo cariño porque atendió mis dos felices partos y me trató muy bien durante mis embarazos. Aunque me regañó cuando le dije que no quería que me hiciera la episiotomía antes del parto de Matisse.

A pesar de ser tan mayor, maneja el ordenador con una agilidad pasmosa y tiene toda la información de sus numerosas pacientes actualizada al detalle. Eso me encanta. Tenía que verlo en Octubre, pero debido a la hemorragia todos mis planes se aplazaron. Cuando le expliqué porqué no había venido a verlo antes se puso pálido y exclamó con los ojos como platos:

— Gracias a Dios estás bien. ¡De la que nos hemos salvado los dos! Menos mal que tus partos fueron tan rápidos, hubieras podido tener la hemorragia cerebral mientras estabas pujando y ahí sí... la que hubiéramos liado... Una de mis hijas tiene una malformación arterio-venosa en el cuello y yo no la he dejado pujar. Sus partos han sido por cesárea. Me alegro de verte tan bien, estás fenomenal.

"Fenomenal" fue la palabra que más escuché en esos días pero yo, que me comparaba conmigo misma y no comprendía la gravedad de lo sucedido, estaba lejos de sentirme así. Pasados unos meses reconocí que a pesar del dolor, de la hemianopsia (pérdida de medio campo visual), del insomnio, de la sensibilidad auditiva y del mareo estaba más que bien. Reconocí que mi capacidad de recuperación era asombrosa. No volvería a ser como antes, pero intentaría hacer todo lo que pudiera para aumentar mi energía vital, atreviéndome cada día un poco más.

Comencé a investigar, a preguntar, a leer. Descubrí que los ictus (o ACV: accidente cerebro vascular) son la primera causa de muerte entre las mujeres en España, la segunda causa de muerte entre los hombres después del infarto cardíaco. La tercera causa de muerte en el mundo occidental, la primera causa de invalidez permanente entre las personas adultas y la segunda causa de déficit neurológico después del Alzheimer. Afecta a 130.000 personas en España cada año. Una de cada seis personas sufrirá un ictus en su vida. Los ictus se clasifican en dos sucesos extremos:

— Isquemia: Infarto cerebral (80% de los casos): una arteria cerebral queda ocluida por un trombo y una zona del mismo se queda sin riego sanguíneo.
— Hemorragia: Derrame cerebral (20% de los casos): una arteria dentro del cerebro se rompe dejando salir gran cantidad de sangre y dañando el cerebro. La recuperación depende del tamaño de la lesión, de la zona en la que se haya producido y de la velocidad de acción con que el neurólogo pueda tratar al paciente.

¿Cómo saber si alguien está teniendo un ictus? La persona siente mucho dolor de cabeza, un dolor intenso que no se quita tomando pastillas. También se pueden sentir náuseas. Dependiendo de la zona del cerebro afectada, algunas personas muestran dificultades para hablar, dicen frases incoherentes o no consiguen articular las palabras. Los rasgos faciales se desfiguran un poco dificultando la sonrisa y la piel pierde el tono rosado. Algunas personas son incapaces de levantar los brazos haciendo la V, otras se desmayan o tienen convulsiones. Una pupila muy dilatada indica un dolor extremo. Ante la duda, es mejor ir a urgencias.

No tenía ni la más remota idea de que el hemisferio izquierdo de mi cerebro escondía una malformación arterio-venosa congénita. Nunca había tenido convulsiones, ni epilepsia, ni fuertes dolores de cabeza. Tampoco me di cuenta de que me estaba muriendo, ni tuve consciencia de lo que me estaba pasando hasta un par de semanas después de la primera cirugía.

Estuve como en el limbo hasta que poco a poco comencé a comprender lo sucedido. Fue de gran ayuda ver la presentación, en TED (www.ted.com), "*A stroke of Insight*" (*Un derrame de lucidez*) de la neurocientífica americana Jill Bolte-Taylor quien tuvo una hemorragia en el hemisferio izquierdo cuando tenía 37 años, como yo. Gracias a ella comprendí una parte de mi experiencia y me encantó su mensaje positivo sobre la vida. Su invitación a desarrollar el lado derecho de nuestro cerebro, que maneja nuestras emociones y capacidades artísticas.

Cuando comencé a investigar, descubrí que muchas de las personas que conocía tenían un familiar, amigo o conocido que había vivido esta experiencia. Tal vez un 35% había sufrido un segundo ictus, pasados unos 10 años. Los que habían sobrevivido, tenían secuelas y se recuperaban más lentamente, que la primera vez. Además, supe que mi abuelo materno murió por un ACV a los 74 años y su hermana melliza quedó en estado vegetativo por la misma causa.

Ante esta constatación una parte de mí preguntó: "¿Qué probabilidad tengo de que me vuelva a pasar? Mientras otra parte respondió: "¡Y qué importa! En lugar de preocuparte con preguntas que te indisponen, disfruta el presente con las personas que te rodean". Decidí escuchar la segunda voz y gozar lo que me queda de vida.

Tres meses después de la segunda cirugía, no podía estar mucho tiempo de pie. Me dolían las manos y no tenía fuerzas para cocinar. Además, como había perdido parte de mi campo visual, me costaba encontrar la perilla de encendido que correspondía con el quemador de la estufa y no veía el cuchillo en mi mano derecha. Todavía hoy, cuando corto las verduras, tengo que mirar la punta de los dedos de mi mano izquierda para no cortarlos. Me concentro en lo que estoy haciendo y sé que así no hay accidentes.

Cuando era niña, jugaba a ser ciega y caminaba por mi casa con los ojos cerrados. Así vencí el miedo a la oscuridad. Ahora hago lo mismo para sentir todo aquello que no veo dentro de casa y cuando camino en algún parque tranquilo. Este ejercicio mejora mi equilibrio y seguridad. Excepto el supermercado, evito los lugares con mucha gente y ruido porque me aturden.

A las tres semanas de haberse ido mi mamá, a finales de febrero, vino Carmen, la segunda de mis tres tías paternas, para estar con nosotros un mes. Tía Carmen es una mujer de hermosos ojos brillantes, enérgica y risueña, de esas que van por el mundo pisando fuerte. Vive feliz con su marido cerca de Medellín, en un paraíso primaveral en donde cultivan flores exóticas. Es psicóloga, no tiene hijos, pero tiene tres labradores que quiere como tales y siete sobrinos a los que siempre ha consentido mucho. Ella y su marido tratan a mis hijos como si fueran sus amados nietos, cosa que me conmueve hasta los huesos y que agradezco desde lo más profundo de mi corazón.

Tía Carmen trajo varios aceites esenciales y cremas naturales para hacer masajes sanadores. Además de dos libros: *Atención plena con la respiración*" y "*Transformando la felicidad y la adversidad en el camino espiritual*" de Yigme Tenpe Ñima, que por supuesto leí. Antes de volver a Colombia me recomendó que fuera a clases de yoga, que ella practicó durante varios años. Se fue al día siguiente de mi cumpleaños, luego de haber cocinado un suculento almuerzo con un delicioso postre crocante de manzana al horno.

Al día siguiente de haber llegado mi tía, a los cuatro meses de la segunda cirugía, Marc y yo tuvimos la cita con el neurocirujano. Sabiendo que me iba a deleitar con su fisionomía, me puse las gafas "para verle mejor". Respondió a todas nuestras preguntas con amabilidad. Su acento del sur de España me recordó al de Antonio Banderas.

Al verme me dijo que tenía "muy buen aspecto" y dejó constancia por escrito: "La paciente está bastante bien a pesar de signos evidentes de debilidad, hemianopsia y acúfenos". Me dio la buena noticia de que podía dejar de tomar las pastillas para prevenir las convulsiones y me aclaró que mi cráneo estaba cerrado por lo que podía viajar en avión sin problemas.

Al preguntarle por la recuperación del campo visual, me dijo que no lo iba a recuperar porque me habían quitado muchas neuronas:

— ¿No? —chillé… tenía la profunda esperanza de recuperarlo.

— Sabía que venías hoy, por eso tengo a mano un dato que me pasó uno de mis pacientes quien encontró una clínica en Barcelona en donde diseñan prismas para suplir la hemianopsia (pérdida de medio campo visual). —dijo mientras acercaba con la mano derecha una hoja A4 blanca en la que había dibujado un semáforo con cuatro circunferencias, y con anotaciones—. (Tomé nota).

— Cuando estaba en el hospital tenía vértigo. Ahora me siento mareada, tengo dolor de cabeza, dolor en las articulaciones, taquicardia, tembladera, decaimiento. No soy capaz de salir sola, soporto cada vez menos el ruido y escucho zumbidos permanentes. Si no tomo pastillas para dormir, no duermo más de tres horas. A veces se me duerme la lengua, las manos y los pies. Tengo la tensión muy baja. ¿Eso es normal? —dije—. (Sin mencionar que se me habían triplicado las canas y me había salido acné en la barbilla tras las cirugías).

— Ten en cuenta que lo normal es que no estuvieras aquí… Llegaste con una hemorragia muy fuerte. Tú… estuviste en esa fina línea que separa la vida de la muerte. Estabas descerebrando y la pupila permaneció dilatada varios días. —dijo con suavidad y meciéndose en la silla—. No tuviste ningún síntoma previo, descubrimos la malformación por la hemorragia: el tuyo es un caso raro.

Los tres permanecimos en silencio unos segundos, mientras la evocación del milagro se apoderaba del instante. Yo miraba su ojo derecho, color miel; su cabello castaño y la comisura de su boca, que era lo único que podía ver. Era un hombre bello, seguro y radiante. Le comenté que me había salido sangre de las heridas y se levantó de un salto para mirar mi cabeza. No llevaba la bata de médico, ni utilizó guantes para examinar mi cuero cabelludo, y volviendo enérgicamente a su silla, me confirmó que me estaba saliendo otro punto interno y me ordenó que no me lo tocara.

Me asustaba un poco sentir tanto dolor de cabeza y no sabía cuando el dolor era motivo para ir al hospital. Él me aclaró que debía ir a urgencias si el dolor era muy fuerte y no se quitaba con analgésicos pasados dos días.

En cuanto a hacer ejercicio, me recomendó caminar en lugar de correr y evitar los deportes de impacto o hacer esfuerzos alzando peso. En todo caso, en esa época lo máximo que hacía era andar como tortuga borracha que era lo que me permitían el dolor y el mareo.

Contestó otras preguntas más con mucha amabilidad, calidez y paciencia. Al despedirnos le di las gracias y estiré mi brazo para darle la mano. Él la cogió entre las suyas (con mucho cuidado, como si tuviera entre sus palmas un parajito herido) y mirándome a los ojos me dijo: "¡Fue todo un placer!"

Siguiendo las indicaciones del neurocirujano, pedí cita en la Clínica en Barcelona, aprovechando el puente de mayo. Fuimos con los niños en automóvil haciendo una parada para dormir en Zaragoza. En Internet había leído que las personas con hemianopsia (pérdida de medio campo visual) como yo, no podían leer. Sin embargo yo, que soy una apasionada de la lectura, ¡leía! El oftalmólogo catalán especialista en prismas para hemianopsias, que consulté en Barcelona, me lo explicó:

— La mayoría de las personas leen palabra por palabra. Otras leen en barrido "Z" lo que facilita no perder el hilo de la frase al cambiar de renglón. ¿Conduces?

— No.

— Si fueras a conducir debes saber que el seguro no cubre a las personas que tienen hemianopsia en caso de accidente ya que tienes un 50% de probabilidad de tener uno —me dijo.

— Veo lucecitas y estrellitas de colores fosforescentes en la mitad del campo visual que permanece en la oscuridad, ¿eso qué significa?

— Significa que las neuronas están emitiendo estímulos eléctricos y están tratando de reconectar. Hay personas que logran recuperar una parte del campo perdido haciendo unos ejercicios de estimulación luminosa. —respondió con una sonrisa alentadora.

Hicimos varias pruebas, pero no me sirvieron los prismas porque empeoraban el mareo. Mi visión en "Z" era fantástica, me apañaría con ella. Como un ramillete de estrellas, las luces fosforescentes (rosa, azul, blanca y amarilla) que veía en la parte central de mi campo visual me gustaban. Decidí empezar a pintarlas. Me encantan las flores y las mariposas y quería verlas renacer, de la oscuridad, en fiesta de colores.

A veces es necesario que la vida nos sacuda con mucha fuerza,
para darnos cuenta que el tiempo que nos queda
no es para malgastarlo.

Desmitificando a la mujer maravilla

El viaje a Barcelona puso en evidencia mi debilidad física porque lloré del cansancio. Necesitaba reposo, cuidados y silencio. Decidí darme por lo menos un año de sanación física y espiritual, de tranquilidad, sin presiones, sin exigencias, sin compromisos. Viviendo el día a día, escuchando mi cuerpo, amando en paz. Disfrutando el amoroso tiempo en familia, con muchos besos, abrazos, masajes y caricias; dejándome sorprender por el momento presente para ir recargando energía y para sentirme mejor. Afortunadamente podía hacerlo.

También decidí renunciar al cargo de "super chica" que me había vendido la televisión y el marketing cuando era niña. En esa época soñaba ser como la bella Linda Carter en su papel de *Wonder woman* desconociendo los beneficios de su pose poderosa, que descubrí al ver en TED la interesante presentación *Nuestro lenguaje corporal moldea lo que somos* de la psicóloga social Amy Cuddy.

Como buena super chica, saqué altas notas en el colegio y en la universidad. Me gané mi paga juvenil empacando bizcochos de chocolate en la micro empresa familiar. Trabajé como ejecutiva de cuentas en comunicación y relaciones públicas en dos empresas en Colombia, y terminé en Madrid, corriendo la maratón de la vida con exceso de trabajo en una actividad profesional que no era la mía, queriendo ser una excelente trabajadora, una maravillosa esposa, madre, ama de casa, cocinera, lectora, deportista, conectada, informada, arreglada, delgada, a la moda, etc. Todo eso sin empleada interna en casa, sin familia cerca y con un marido que viajaba cada vez más.

— ¿Pero cómo lo haces? —me preguntaban mis amigas.
— Organización y planificación —respondía con cara de agotamiento—. Ojalá el día tuviera más horas.

¿Cómo me había tragado el cuento de ser la mujer maravilla en todos los roles? ¿Para qué me había impuesto tantas exigencias? ¿Por qué unas profesiones son tan bien pagadas y otras, tan valiosas para la sociedad, son tan poco remuneradas? ¿Por qué la maternidad está tan desprestigiada en nuestra sociedad actual? No todas podemos ser científicas o artistas famosas ni empresarias de éxito. Me alegro mucho por las que lo han logrado y ojalá cada vez haya más mujeres directivas y en el poder. Pero está clarísimo que para destacar tanto en algo, tienes que delegar lo demás, por lo menos por un tiempo o ir alcanzando objetivos según cada etapa de la vida. Acepté que no podía hacerlo todo, dejaría que me ayudaran.

Yo acababa de comenzar un viaje de aprendizajes hacia mi paz interior. El derrame me había obligado a parar, a dejar de trabajar y a quedarme en casa cuidándome a mí y a mi familia. Tenía que aprender a aceptar el cambio, a escoger mis sueños y a escuchar los mensajes de mi cuerpo.

Me había machacado imponiéndome un ritmo frenético, expuesta por mucho tiempo, y sin necesidad, al ambiente tóxico de mi trabajo y a la presión de mis propias exigencias e ideales. Había caído en la trampa de la sociedad del cansancio en la que nos auto-explotamos hasta el colapso porque identificamos el trabajo con la realización personal, porque creemos que el trabajo es la respuesta a todas nuestras plegarias, porque nos engañamos creyendo que el dinero que aporta el trabajo nos da un "valor" como personas, cuando ese valor es intrínseco al ser, porque nos auto-esclavizamos trabajando para comprar un montón de cosas innecesarias y carentes de significado. Afortunados los que se ganan la vida haciendo lo que más les gusta.

Había aprendido a laborar como una hormiga diligente, incómoda al no hacer nada, como si dormir, soñar, contemplar, descansar, reír, escribir, pintar y bailar fueran "nada". Ahora era el momento de relajarme, de soltar, de reconectar conmigo misma para fluir, para recuperarme, llegar a ser y disfrutar de la vida, valorándome por lo que soy, por lo mucho que amo y no por el trabajo que tengo, por el dinero que gano o por la función que desempeño en cada momento. Había llegado el momento de desmitificar muchos conceptos y darles un nuevo sentido en mi vida, en un proceso de metamorfosis y liberación parecido al de la mariposa que sale de su crisálida transformando su visión y su existencia.

Despertaría a la niña exploradora y curiosa que hay en mí para ir probando cualquier cosa que pudiera ayudarme a sanar y a sentir el inmenso gozo de existir: gratitud, amor, amistad, familia, Tao, Reiki, yoga, meditación, libros, música, silencio, comida sana, macrobiótica, caminatas, baile, pintura, escritura, huerto ecológico, diseño humano, emprendimiento, "*Curso de Milagros*", "Bioneuro-emoción". La vida con sus altas y sus bajas es tan apasionante y tan corta. Por suerte, mis amados hijos podrían ayudarme mucho en esto de ser niña otra vez.

El tiempo que nos queda, ese concepto tan relativo, no es para malgastarlo. No quería dejar para mañana lo que pudiera hacer hoy, al nuevo ritmo temporal de mis movimientos de tortuga, haciendo una cosa a la vez, presente y sin prisas, con la sabiduría de la lentitud.

Tal vez bastaba con cambiarle el significado a "*super woman*" dejando de intentar ser excelente, para ser una persona feliz, íntegra y coherente, que se libera de sus ataduras mentales. Seguía deseando tener los poderes especiales de un hada, pero descubriría otros poderes maravillosos de la vida.

La gratitud es la memoria de un corazón contento.
Es el sentimiento que más humildad concentra
y más amor expande.

El poder de la gratitud

La emoción más intensa que sentí después de la primera cirugía, fue en el momento en que me di cuenta de que había estado a punto de morir, pero seguía viva. Una punzada creciente de agradecimiento, amor y felicidad sacudió mi cuerpo en lágrimas. Comenzaba a descubrir el poder de la gratitud.

La cercanía de la muerte me había abierto los ojos para disfrutar más de la vida, que nos ofrece a cada instante una oportunidad, aunque seamos incapaces de verla. Al agradecer cambiamos nuestra percepción para que parte de eso que no vemos se haga visible de alguna manera, y se convierta en conocimiento, allí radica su poder transformador.

Así como la lluvia nos permite ver el arcoíris, los momentos difíciles nos ayudan a gozar de los gratos momentos. Todos podemos aprender a apreciar lo que nos rodea por simple o insignificante que parezca. Incluso podemos dar gracias por la adversidad porque nos enseña lecciones, nos empuja a superarnos, a conocernos, a encontrar nuevas salidas y soluciones.

Concentrarnos en lo que nos molesta y quejarnos, nos hace sentir peor a largo plazo cuando en lugar de impulsar el cambio nos paraliza, cuando los pensamientos basados en el miedo se materializan en el mundo físico empeorando la situación. Si solo fijamos la atención en lo que no tenemos, nunca tendremos suficiente. Sí, hay que ser realistas, para aprender a salir del pozo cuando hemos caído en él, ¡no para cavar más hondo!

Fijarme en los detalles simples que me hacen feliz ha sido mi tabla de salvación en los momentos difíciles. Así he aprendido a disfrutar cada día un poco más a pesar de las circunstancias: la sonrisa de pillo de Teo; el cielo gris lleno de estrellas en los ojos de Matisse; la ternura y el amor de Marc; un beso sorpresa; un abrazo de oso panda; cuando lo logras y lo compartes; dormir; las risas de los niños; un bizcocho de chocolate; la cálida luz del sol; el sonido de las olas; un paseo a pie o en bicicleta; el olor del café por la mañana…

Me siento afortunada porque puedo caminar, porque puedo ver la hermosa paleta de tonos verdes de los árboles y el azul intenso del cielo transformarse en una cálida acuarela que mezcla naranja, dorado y rosa al amanecer y al atardecer. Me gusta sentir el aire y el sol acariciar mi piel; disfruto escuchar el sonido de las hojas al viento, de mis pisadas, el canto de los pájaros, el jadeo de los perros: caminado siento que la vida es un regalo. Caminando, comiendo, pintando, bailando, abrazando, besando, amando… comprendo la frase de Elizabeth Gilbert: "A Dios le gusta sentir las cosas a través de nuestras manos".

"Para, mira, anda: es el método para aprender a ser felices y ver las oportunidades de cada momento" […] Perdemos las oportunidades porque no sabemos parar […] Abre todos tus sentidos a esta maravillosa riqueza que nos ha sido dada; disfruta, aprende, ayuda. Anda. […] Si eres una persona agradecida, no tendrás miedo. Si no hay miedo, no hay violencia. Al agradecer actúas desde un sentido de abundancia, no desde la carencia por lo que es más fácil compartir y respetar. No es la felicidad la que nos hace ser agradecidos, es la gratitud la que nos hace ser felices. La oportunidad es el obsequio dentro del regalo", afirma el monje benedictino David Steindl-Rast.

La gratitud nos permite sentir gozo en el corazón, seguir creciendo como personas y dejar un legado a pesar de la adversidad, como lo hizo Epicteto, quien a pesar de ser esclavo (cojo tras una terrible paliza de su amo) fue un filósofo estoico griego cuyo pensamiento se basa en el principio de "Ocuparse por aquello que depende de uno y no preocuparse por aquello que no depende de uno". O como Stephen Hawking, el físico teórico, astrofísico, cosmólogo y divulgador científico británico que está casi completamente paralizado por una enfermedad moto neuronal relacionada con la esclerosis lateral amiotrófica (ELA). O como el periodista Jean-Dominique Bauby, autor de *La escafandra y la mariposa*, libro dictado parpadeando con su ojo izquierdo. La única parte de su cuerpo que podía mover tras un ictus que le enclaustró en el "locked-in-syndrome" (síndrome de cautiverio).

Actuar desde la abundancia también es decir las palabras mágicas: por favor y gracias. Dar las gracias sonriendo con un tono amable y desear el bien a otra persona sí hace la diferencia. Dar las gracias nos conecta con el otro, acerca miradas, abre la puerta a la comunicación, a la solidaridad y a la generosidad. La pobreza y la riqueza son creencias. Rico no es el que mucho tiene sino el que poco necesita, rico es el que da sin esperar nada a cambio porque se siente agradecido de lo que es, porque reconoce su abundancia y es feliz compartiendo.

Agradecer es reconocer cuán privilegiados somos y lo "divino" que hay en cada uno de nosotros. Apreciar el hecho de poder dormir en una cama cálida, limpia y suave o comer todo lo que queramos cuando nos apetece. Podemos oír, tocar, saborear, oler, sentir, ver, caminar, comunicar, mover cada parte de nuestro cuerpo, pensar, decir y hacer lo que decidamos. Muchos tenemos la fortuna de vivir en paz. ¿Por qué tenemos que perderlo para apreciarlo?

Por eso, todas las noches, cuando mis hijos ya están en la cama, les pido que me digan por lo menos tres cosas por las que quieran agradecer en ese momento:

— Porque hemos comido rico, porque hemos jugado en el parque, porque somos una bonita familia, porque hemos ido al colegio, porque he marcado un gol, porque estamos juntos, porque vivimos en paz, porque no nos falta nada…

El ictus me ha obligado a parar, abrir los ojos, ampliar mi perspectiva y darme cuenta de la abundancia en mi vida, del poder de la gratitud a través de la cual sigo conociendo el gozo de existir.

La gratitud se practica cada día empezando por lo más sencillo: abro los ojos, ¡sigo viva! Gracias por este nuevo día. Es una actitud y un ejercicio de apreciación y reconocimiento que alegra el corazón y empodera el espíritu. Quien agradece se siente a salvo, pase lo que pase.

Por muy enferma o deprimida que pueda estar una persona, siempre hay algo que agradecer, algo por lo cual ha valido la pena nacer y crecer. La gratitud es la tabla de salvación que nos permite llegar a la orilla.

Ser profundamente amado por alguien te da fuerza,
Mientras que amar a alguien profundamente te da valor.

Lao Tzu

Empoderamiento de amor

"La simple presencia afectuosa puede tener una importancia extraordinaria, aun en el caso de pacientes que se hallen en un estado vegetativo y parezcan completamente inconscientes a causa de una lesión cerebral grave [...] El amor resulta sumamente valioso, porque no sólo mejora el tono emocional del paciente, sino que también constituye un ingrediente biológicamente activo en cualquier tratamiento", afirma Daniel Goleman en "Inteligencia Social".

Como también lo confirma Hans Jenny, el médico, físico y científico suizo padre de *"Cymatics"*: Conexión entre las emociones y el código genético. Quien explica que solo se experimentan dos emociones: amor y miedo. Una de ellas es inmutable y la otra adopta multitud de formas, según las fantasías individuales. El amor es una frecuencia rápida y corta. El miedo es una frecuencia lenta y larga. La clave de la sanación es activar las frecuencias del amor que activan los códigos genéticos para descodificar el miedo.

El amor sana, el amor salva, el amor fluye, el amor transforma, el amor une y se expande. El amor verdadero hace eso y mucho más. El universo conspira y a veces, una persona que está a punto de morir, vuelve a la vida para seguir amando: este es mi testimonio.

Por amor me he levantado de la cama, por amor he vuelto a caminar, por amor quiero e intento ser una mejor persona cada día. No hablo de enamorar, ni de querer, ni de desear, ni de poseer, ni de sacrificarse, sino de amar en un sentido más extenso y profundo. El amor es un concepto, un amplio abanico de sentimientos, una virtud. Cada persona se hace su propia idea al respecto. Para mí, el amor es una energía poderosa que mantiene unido al universo, un puente basado en el profundo respeto por la experiencia de cada cual y la luz que desvela nuestra divinidad.

Dar y recibir amor me ha empoderado para continuar aquí, cerca de las personas que amo:

- ¡Mami, no quiero que te mueras! —murmura Teo haciendo pucheros.
- Yo quisiera estar siempre a tu lado mi vida, pero sabes que aunque mi cuerpo no esté contigo, mi amor siempre te acompaña. ¿Sabes que te amo aún cuando no me ves, verdad? —le digo dándole un beso y un abrazo largo.

Me gustaría decirle que la muerte no puede separarnos, que para el inconsciente la muerte no existe y que, al desaparecer mi cuerpo, intentaré comunicarme con ellos de alguna manera, así sea a través de las mariposas, como en la novela de Marian Keyes *¿Hay alguien ahí fuera?* Pero es muy pequeño para entenderlo, y no hago promesas que no sé si podré cumplir. Lo que sí sé es que aquí y ahora puedo demostrarles cuánto les amo para sentirme satisfecha de haberles dado lo mejor de mí, durante su infancia, cuando más lo necesitan.

Mueren las personas que amamos pero siguen vivas en nuestro corazón. Nos duele que ya no estén aquí iluminando nuestras vidas con su presencia física y sus cualidades únicas. Nos cuesta dejarlas ir y desapegarnos de ese vínculo corpóreo del que solo nos queda el recuerdo para sonreír o para llorar.

Sí, dejar de ver a alguien que amamos duele pero ¿sirve de algo hundirse en la tristeza? Pasada la etapa de dolor y rabia por lo que percibimos como una pérdida, podemos decidir ser felices sin esa compañía porque tal vez, haya despertado sintiéndonos desde otra realidad que no comprendemos.

Para mí la muerte es un nuevo amanecer y por eso me gustaría que mis seres queridos canten, bailen y rían como homenaje póstumo; que me recuerden con amor y me dejen descansar en paz con una sonrisa de agradecimiento por todo lo vivido. Algunas personas creen que al perder a un ser querido ganan un ángel en el cielo. A mí me gusta pensar que al morir somos estrellas de amor brillando en la oscuridad.

Quien ama, no hace daño, todo lo contrario: las personas que aman y son amadas florecen. "El amor es como una planta, necesita la luz del sol, agua y abono en su justa medida cada día para seguir sana y viva, para florecer" me decía mi tío Quique, refiriéndose al amor de pareja.

Pero antes de ser planta, el amor es una semilla que todos compartimos. En mi caso, esa semilla se ha convertido en algo transformador, expansivo y profundo gracias a mis hijos. Por ese par de criaturas divinas que la vida me encomendó, descubrí el amor incondicional, ese que no te cabe en el pecho. Pero, ¿sentimos amor incondicional por nosotros mismos?

Al parecer, necesitaba experimentar un shock para tomar consciencia del amor sin restricción ni condiciones, como descubrí leyendo en el *Diccionario de bio-descodificación* de Lise Bourbeau:

"Encontrar la causa exacta de una malformación congénita resulta difícil, ya que en la mayoría de los casos proviene de una vida anterior. Es muy importante que los padres dejen de creer que ellos son los responsables. En general, una malformación de nacimiento se vive para aprender el amor incondicional, tanto por la persona que lo padece como por sus seres queridos. Se manifiesta para ayudarlos a ver al ser extraordinario que se oculta tras ella. (…). Lo importante es estar dispuesta a aprender esta enorme lección de amor incondicional, es decir, darte el derecho de ser lo que eres y darte cuenta de que el cuerpo, que sirve de medio de transporte a tu SER, no es más que una envoltura."

Entonces, amar incondicionalmente significa atreverme a ser y a observar lo que soy, más allá del cuerpo con el que me identifico. Significa estar en coherencia conmigo misma y sanar mi mente. Vaya, la pregunta del millón: además de ser polvo de estrellas, ¿qué soy?

Tal vez sea de ayuda liberarnos de ciertas creencias, ideas y complicaciones para comprender a fondo la pista que nos da el último diálogo de la película *"Peaceful Warrior"* (*Guerrero pacífico),* 2006. Basada en la novela *Way of the Peaceful Warrior* de Dan Millman:

— ¿En dónde estás?
— Aquí.
— ¿Qué hora es?
— Ahora.
— ¿Quién eres tú?
— Este momento.

> Cuando creíamos que teníamos todas las respuestas, de pronto, cambiaron todas las preguntas.
>
> Mario Benedetti

Ser y resonar

El sábado 25 de diciembre de 2004 llovía en Madrid y diluviaba en mi alma. Una tristeza profunda e incomprensible me hacía llorar y estremecerme mientras mis lágrimas caían al mismo ritmo de la lluvia que veía desde mi ventana. No sabía por qué lloraba, no tenía motivos para hacerlo pero me ahogaba en mis lágrimas, que eran un eco, y sentí que algo muy grave estaba sucediendo en algún lugar del mundo en ese mismo momento. Cuando esa tarde vi las noticias supe la causa: un tsunami en el océano Índico había devastado las costas de varios países asiáticos, convirtiéndose en el noveno desastre natural más mortal de la historia moderna.

Años después, viendo la película Avatar, tuve la certeza de que todos somos uno y estamos interconectados pero nos sentimos separados, distantes, distintos. Al respecto, Christian Boukaram, oncólogo, especialista en física nuclear y neuropsicología, afirma:

"De hecho, la física cuántica ha demostrado que a nivel subatómico no somos más que haces de energía que vibran, se comunican, "resuenan", entre sí con el resto del universo al mismo tiempo. Es decir que no estamos formados por partículas físicas: la materia parece ser una ilusión. La resonancia es un medio de comunicación instantáneo. Transmitimos nuestros pensamientos a nuestras células por ese principio y eso afecta a nuestro entorno y a todo nuestro cuerpo, incluido el ADN".

Somos y nos conocemos al relacionarnos con los demás. Los otros son nuestros espejos porque, sin darnos cuenta, proyectamos afuera nuestras necesidades inconscientes y gracias a lo que ellos hacen vibrar en nosotros podemos descubrir eso que no vemos: nuestra sombra. Lo que le sucede a uno, hace eco en otro, como una cuerda de guitarra que hace vibrar a las que no han sido tocadas.

Somos seres sociales, estamos interconectados y nos necesitamos mutuamente en esta cambiante vida. Pero si estamos enfermos o dañados emocionalmente, es mejor elegir bien nuestras compañías porque las energías y los estados de ánimo se contagian.

En los días que estuve en el hospital y meses después, recibí mensajes muy lindos de mis amigas y de mis familiares. De todos esos mensajes, que agradezco desde el fondo de mi corazón, quisiera destacar dos. El primero lo escribió, el 4-Nov-12, mi dulce amiga de infancia Lucía, arquitecta, pintora y medio poeta:

Mi querida Noa,

[...] Esto que te ha sucedido de alguna forma ha resonado en muchas personas. En mí, por ejemplo, ha tenido un eco muy grande. A veces vamos

por la vida tan acelerados, priorizando en cosas que son superfluas y llenándonos de cargas propias y ajenas que poco a poco nos van desgastando hasta que colapsamos. Y todo lo sucedido me ha hecho comprender los valiosos momentos que a veces perdemos [...] Tú, con ese amor y vitalidad que tienes, ese deseo e impulso de vida, de crear y de transformar... de expresar ese amor con tanto corazón...y yo me decía, esto no le puede estar sucediendo [...]

Estoy muy, pero muy orgullosa de ti porque tu amor y fe te han conducido a esta maravillosa recuperación que has tenido. Hay mucha gente que ha orado por ti, incluyéndome por supuesto. Cada día, antes de llegar al trabajo, iba a la iglesia del San Francisco y pedía por tu salud. Pero todos esos deseos de tu bienestar, se unieron a la fortaleza que tú tienes en tu interior, y a toda la luz que llevas y emanas, y eso hizo que hoy estuvieras en casita con tu familia [...].

El segundo mensaje, lo escribió mi querida tía Lu, la hermana menor de mi padre, el 14-Dic-12:

Querida sobrina,

[...] No sabes cómo estoy de orgullosa de ti y ¡siempre lo he estado! Cuando te enfermaste yo siempre les dije a todos que alguien como tú, no se dejaría vencer por esto y que a alguien como tú, no se le podía negar la posibilidad de seguir viviendo.

Menos mal todas nuestras oraciones fueron escuchadas. A mi pobre Santa Clara, a quien acudo cada vez que la necesito, la tuve seca pidiéndole que te salvara, así como me salvo a mí cuando nací. Pero bueno.... lo importante ahora y siempre es mirar para adelante y agradecerle a Dios y a la vida el habernos premiado con tu existencia. Aquí desde la distancia, sigo pendiente de ti y te llevo siempre en mi corazón. Te quiero mucho, Lu.

A pesar de la distancia, las personas que nos aman son energías que nos hacen vibrar para sanar. Si me recuperé tan rápido fue también gracias a estar rodeada de amor y de personas atentas, positivas, con buenas intenciones, pacientes, respetuosas, comprensivas, solidarias, amorosas.

Hace unos meses, después de una discusión con una vecina por quien sentía un cariño de hermana, concluí que las compañías que resuenan en amor son también aquellas personas que aceptan que todos tenemos derecho a pensar diferente, a tener opiniones distintas e incluso opuestas. Nadie posee toda la verdad, aunque vaya de "sabelotodo" por la vida, todos tenemos prejuicios y nos equivocamos.

Podemos expresar nuestras opiniones, de manera respetuosa, con un hilo de razonamiento lógico basado en argumentos sin caer en la tentación de atacar a las personas que no piensan como nosotros. ¿Es tan difícil escuchar y respetar? Los puntos de vista distintos enriquecen, amplían nuestra perspectiva, cambian creencias, nos hacen pensar.

Nada es suficiente excusa para matar, para machacar a otro ser, cosificarlo, juzgarlo, utilizarlo como chivo expiatorio, nada. Sin embargo, hay personas con heridas antiguas sin sanar, que van por la vida buscando pleitos. Carcomidos por el miedo con sus distintas caras, roban la paz de otros e inician conflictos sin sentido.

"El mal es una opción voluntaria, consciente y reiterada por considerar al otro como algo inhumano, como un objeto", dijo Kant. En el momento en el que alguien se convierte en agresor, deja de ver al agredido como persona y le convierte en objeto para satisfacer las exigencias de su ego, de su conflicto interno. Se vuelve ciego a la moral.

El agredido se convierte en espejo del otro y viceversa pero eso es algo que nos cuesta reconocer. Todos justificamos nuestro comportamiento creyendo que hacemos lo correcto, sin darnos cuenta de que estamos en el error.

Ver al agresor como maestro significa reconocer lo que falla y lo que puedo cambiar en mí, significa dejar de resonar desde el miedo y aumentar la frecuencia del amor desde el humor, porque "la paz comienza con una sonrisa". La mayoría de las veces, este proceso requiere una toma de distancia para reflexionar y cambiar la situación.

A esas personas que hacen daño, les deseo que les vaya bien en la vida y les dejo salir de la mía. Es más, les agradezco las lecciones y les invito a perderse en el olvido. Espero que la luz del amor ilumine su mente y su corazón para que tomen consciencia, que es lo mismo que espero para mí. Sabiendo que las emociones se contagian, prefiero que estén lejos.

Así me doy la oportunidad de resonar de manera distinta en otra frecuencia y tal vez sanándome a mí misma pueda hacerles llegar un eco sanador cargado de sonrisas y amor que les haga vibrar. Eso es lo que estoy aprendiendo a hacer para conocer el gozo de existir.

> Solo por hoy no me enfado,
> Solo por hoy no me preocupo,
> Solo por hoy doy gracias por todas las bendiciones en mi vida,
> Solo por hoy soy amable,
> Solo por hoy trabajo honestamente.
>
> Principios del Reiki

Reiki: la energía del amor

Mi trabajo se había convertido en un pozo negro. El médico me había recetado antidepresivos y ansiolíticos. Todo mi ser rechazaba las pastillas como solución a mi conflicto interno. Un hondo malestar existencial no puede resolverse con químicos, por lo menos en mi caso. El dolor del alma no se cura con analgésicos. Necesitaba explorar otra vía y conversando con un par de amigas, decidí aprender Reiki.

"Reiki es una palabra japonesa que significa Rei (Universal) y ki (Energía). Es una técnica de imposición de manos en la que el iniciado en Reiki canaliza esta Energía Universal Vital hacia el paciente. Esta técnica fue desarrollada por el doctor Mikao Usui hacia el año 1920 basándose en técnicas milenarias que trabajan a nivel de los chakras (centros energéticos). Para poder aplicar Reiki a otras personas, únicamente debes ser iniciado/a por un maestro de Reiki que abrirá tus canales energéticos para que seas capaz de canalizar energía a otros o a ti mismo/a a través de tus manos."

Para algunos, la sanación por imposición de manos, así como la curación con medicamentos, no son más que creencias. En cuestiones de salud, me gusta la postura del oncólogo libanés Christian Boukaram, especialista en física nuclear y neuro-psicología, quien cree en la existencia de un vínculo entre lo físico y lo mental, sin caer en los extremos. Así como los genes no crean todas las enfermedades, solo con la mente no se pueden frenar, sin tratamiento médico, las alteraciones de la salud. El cáncer, por ejemplo, está determinado por el estilo de vida, el entorno y la genética. Creer que un pensamiento "mágico" es suficiente para sanar, puede generar culpabilidad, presión e impotencia cuando no se obtiene el resultado esperado.

Nacemos con un programa genético predeterminado pero durante nuestra vida, gracias a nuestras emociones, decisiones y acciones sí podemos modificar nuestra salud. Lo dijo Einstein:

"El mundo físico no es sino una manifestación del mundo inmaterial. Emociones y pensamientos generan ondas que pueden materializarse en el mundo físico."

Bajo esta perspectiva me sigue pareciendo que el Reiki es una opción con sentido. El Reiki desbloquea la energía estancada en los chakras para que vuelva a fluir sanamente. Eso puede manifestarse en forma de enfermedad. Al principio, se presenta alguno de estos síntomas: diarrea, catarro, dolor de cabeza o erupciones cutáneas.

Pasados unos días el cuerpo comienza el proceso de auto-sanación y los síntomas remiten solos, me advirtió, Begoña, mi maestra.

Había hecho el curso de iniciación al Reiki una semana antes de tener el ictus. Lo practicaba a diario por la mañana y por la noche. Durante esa primera semana y dependiendo de la posición de las manos, mi cuerpo reaccionaba sorprendiéndome. A veces se movía una pierna o un brazo involuntariamente. A veces vibraba un músculo. Cuando ponía las manos sobre el hígado, éstas se calentaban muchísimo. Al moverlas sobre el estómago, la temperatura bajaba de repente. Cuando ponía las manos en el cuello, lloraba, y cuando las pasaba sobre el corazón, me calmaba.

El Reiki me había devuelto la esperanza, me relajaba, comenzaba a sentirme mejor de ánimo, estaba viendo la luz al final del túnel pero al séptimo día tuve el derrame. Begoña fue una de las primeras en enterarse de la noticia y en ir al hospital.

Asocié el Reiki al ictus y no lo practiqué hasta que Tere, mi amiga de infancia que también hace Reiki, me animó a recomenzar:

— El Reiki es la energía del amor y no puede hacerte daño, lo que pasó tenía que pasar. Has escogido una prueba muy dura, porque todo lo que nos pasa lo hemos acordado antes de nacer. Has estado a punto de morir y tu experiencia está haciendo eco en mucha gente, por ejemplo, en mí. A raíz de lo que te ha pasado, he tomado algunas decisiones y voy a hacer un gran cambio en mi vida.

Después de semejantes palabras, volví a practicarlo a diario (a medio día y por la noche). Los primeros días, cuando ponía las manos sobre mi corazón, me ardía la cicatriz en forma de herradura sobre mi oreja izquierda. Sentía que me quemaba pero ya no tenía miedo: me estaba sanando. Mi energía vital siguió aumentando cada día.

Varios meses después, cuando estuve más fuerte contacté a mi maestra e hice el segundo nivel que me permitía enviar energía a distancia en el tiempo y en el espacio. Primero hicimos la parte teórica, luego la activación de los canales de las manos y después, la parte práctica. Durante la activación, hubo un momento en el que ella sopló detrás de mi espalda y yo sentí que el aire atravesaba mis pulmones, al mismo tiempo que una especie de mariposas invisibles salían aleteando de mi boca, como si hubieran estado atascadas dentro de mí.

Durante la práctica, ella me preguntó si había alguien en especial a quien quisiera enviar energía. La primera persona que vino a mi mente fue una conocida que acababa de tener un ictus isquémico. Le pedimos permiso mentalmente e iniciamos la sesión.

Al terminar la práctica conversamos mientras bebíamos una deliciosa infusión de roibos con galletas de sésamo y miel. Con su expresión de serena felicidad y su suave voz me dijo:

— Has pasado un tsunami físico y emocional. Fíjate en lo bien que estás y en todo lo que has logrado en tan poco tiempo. No seas tan exigente contigo misma. Tal vez esta experiencia te permita cambiar de orientación profesional y aprender nuevas técnicas sanadoras con las que puedas ayudarte a ti y a otras personas. Todavía estás recuperándote de un par de eventos traumáticos, pero recuerda lo que dijo Buda: "el dolor es inevitable, el sufrimiento es opcional". Aprende a diferenciarlos y libérate del sufrimiento. ¿Qué quieres hacer?
— Quiero sanar y ser feliz —dije—. No tenía una idea clara de lo que quería.

¿Qué quiero hacer? Tener objetivos claros es importante. El camino para lograrlos no está definido, lo descubro paso a paso porque el camino se hace al andar.

> Los que aseguran que es imposible,
> no deberían interrumpir a los que lo estamos intentando.
>
> Thomas Alva Edison

Octubre de 2013: El tribunal médico y el curso de creación de empresa

El año de sanación pasó volando. Ya era capaz de caminar rápido. Subía siete plantas por las escaleras, iba a clases de yoga (sin hacer las posiciones invertidas). El dolor había disminuido. No le hacía caso al mareo; incluso me había acostumbrado a la pérdida de medio campo visual y al zumbido en los oídos.

Mi médico de familia parecía tener prisa en darme el alta incluso antes de la cita con el neurocirujano en marzo de 2013. Me dijo que si quería ir al tribunal médico, lo tenía que solicitar por mi cuenta, en una oficina de la seguridad social.

Menos mal que la doctora de la Mutua, con quien tenía citas mensuales, fue amable y servicial. Ella me mostró como hacer ejercicios de cuello para reducir el mareo. Cuando le dije que me dolían mucho las manos, me explicó que algunos antiinflamatorios, como el ibuprofeno, tomados más de cinco días seguidos producen el efecto contrario y terminan afectando las articulaciones. Al comentarle que el calor empeoraba el dolor de cabeza, nos sugirió ir en verano a la Sierra de Gredos, a dos horas de Madrid.

A Gredos fuimos para escapar de las altas temperaturas unos días y como siempre nos divertimos muchísimo los cuatro. Nos bañamos en ríos helados, hicimos un curso de pintura en cerámica, visitamos el museo de las abejas, en donde comprendimos lo importantísimas que son para la vida en este planeta. Recorrimos la zona, fuimos a ferias de artesanía y comimos delicioso. Nos quedamos a dormir, sin saberlo de antemano, en El Arenal, un pueblo español hermanado con una comunidad francesa (Sabres), por lo que casi toda la gente hablaba francés y había una pastelería que vendía panes, postres y bollería francesa exquisita.

Al volver a Madrid, la doctora de la mutua también nos explicó las diferencias entre minusvalía e incapacidad. Además, fue ella quien contactó al tribunal médico para que examinaran mi caso en octubre cuando le comenté que mi médico de familia no había querido ayudarme. Lo hizo en frente nuestro, durante la consulta, pulsando un par de teclas en su ordenador. Sonrió y nos dijo: "Te llegará una carta de citación a tu domicilio en un mes".

¡Así de fácil! Al oír "tribunal", me imaginé unos médicos serios y distantes, pero me atendió una doctora muy amable. Le entregué copia de todos los documentos sobre las pruebas y las cirugías que me habían dado en el hospital. Ella me hizo una entrevista y un test de equilibrio. La verdad es que me veía bastante bien y nadie hubiera podido notar mis secuelas solo con verme. Al leer mi informe, fue la primera persona en explicarme que había tenido hemorragias en dos zonas distintas del cerebro: subdural y occipital. Yo no me había enterado hasta ese momento.

Me presenté al tribunal porque Kira, mi amiga la trabajadora social, me había animado a hacerlo:

— El "no" ya lo tienes, inténtalo. Si te aprueban la incapacidad será un reconocimiento a lo que te ha pasado y una ayuda económica que nunca sobra.

Y para mi gran sorpresa me aprobaron una pensión por incapacidad total permanente, evaluable a los dos años. Recibí la carta unos dos meses después de hacer la entrevista y me citaron en una delegación de la seguridad social. Las condiciones para recibir la pensión por incapacidad son: no volver a realizar mi actividad laboral habitual, ni ejercer cargos directivos, ni exponerme a entornos estresantes.

- ¡Eso sí que es un milagro, enhorabuena! —me dijo Kira cuando se enteró.
- La verdad es que no me lo esperaba —le contesté.
- Pues me alegro mucho, de verdad. Con lo difícil que es y lo has conseguido —añadió.
- Pues sí, esto es una cadena de milagros: estoy viva, mi hermana consiguió una visa en dos días, me he recuperado muy rápido, puedo leer, Marc ha conseguido un nuevo trabajo y ahora me aprueban la pensión por incapacidad —dije.
- Sí, ¡cuánto me alegro! —respondió Kira sonriendo.

Como Kira también se había quedado sin trabajo, nos íbamos a caminar por las mañanas o quedábamos a tomar café:

- Quería comentarte algo que tal vez te interese. Voy a hacer un curso gratuito de creación de empresas para emprendedoras en la Fundación Mujeres. Comienza la próxima semana. —dijo Kira.
- ¡Qué bien! ¿Qué hay que hacer? ¿Con quién tengo que hablar para asistir?
- Tienes que pasar una entrevista para contarles tu idea de negocio.

Me dio los datos, tuve cita al día siguiente para presentar la idea de negocio y comencé el curso que me ayudaría a hacer el famoso "Plan de empresa". Antes del ictus, había intentado hacerlo sola y no había podido.

El curso, de octubre a diciembre, consta de 8 clases presenciales de cuatro horas cada una. Un par de tutoras explican y facilitan la redacción del plan de empresa necesario para solicitar financiación a los bancos o a posibles inversores. Fue una experiencia muy enriquecedora. Lo mejor fue que salí de allí con un nuevo círculo de encantadoras amigas emprendedoras.

Antes de iniciar el curso, dudaba de mi fuerza física y mental para aguantar las clases teóricas, con satisfacción comprobé que mi memoria y mis capacidades analíticas y de síntesis seguían funcionando. Podía retener toda la información sin cansarme. Constaté que era más fuerte de lo que creía y que me gustaba investigar y escribir.

En cuanto al proyecto, aprendimos la importancia de realizar un buen estudio de mercado antes de comenzar. En nuestro caso, era necesario adaptar el modelo de negocio para que fuera escalable. Nuestro servicio era innovador y atractivo pero poco viable: escasos beneficios para tanto esfuerzo con un proceso de venta largo y costoso.

Fue así como aprendí que ser emprendedor es un reto mucho más difícil que ser empleado. Aunque de momento esa idea se quedó en el tintero, ya estamos desarrollando nuevos proyectos que nos gustan más y que se ajustan mejor a las necesidades del mercado.

Que el alimento sea tu medicina y que tu medicina sea el alimento.

Hipócrates

¿Somos lo que comemos?

A pesar de que no volví a tomar ibuprofeno, como me recomendó la doctora de la mutua, las articulaciones de las manos me siguieron doliendo. En febrero de 2014 los nudillos de algunos dedos comenzaron a inflamarse salpicados de puntitos rojos. Era muy doloroso y casi no podía cerrar las manos. Fui al médico de familia y me dijo:

— Eso que tienes son sabañones por el frío.

— ¡Pero si llevo en Madrid casi catorce años y nunca me había pasado esto, incluso en inviernos más fríos! —exclamé incrédula.

— Tienes que usar guantes de montaña cuando salgas a la calle y una pomada. —me dijo.

No compré la pomada, pero si me puse los guantes. Iba con botas y guantes de nieve, a todas partes, con temperaturas inferiores a 10 grados: una exageración. Pero la inflamación, que había comenzado en los meñiques y anulares, se estaba extendiendo a otros dedos.

Por esos días, una amiga de otra amiga daba un taller de comida macrobiótica en el que las participantes aprenderían a hacer la sopa de miso con algas y daikon, el arroz integral, el tempeh aderezado con biotamari y gomasio[2]. De postre: té Kukicha sin azúcar. Como todo me sonaba a japonés básico, necesitaba estimular mis neuronas y me encanta cocinar, me apunté.

Aprendí a cocinar todas esas "rarezas" y algunas recomendaciones de la cocina macrobiótica: cocina preferiblemente en ollas de acero inoxidable, con cucharas de madera, a fuego lento no en vitro-cerámica ni en microondas. Es mejor comer alimentos locales y de temporada. Es preferible comprar alimentos ecológicos que no tienen residuos de pesticidas ni fertilizantes químicos, ni han sido modificados genéticamente. De ser posible hay que reducir el consumo de solanáceas como el tomate, el pimiento (pimentón), la patata (papa) y la berenjena porque producen piedras en los

---

[2] Daikon: rábano japonés, blanco y largo que se puede comprar crudo o deshidratado. Tempeh: producto alimenticio procedente de la fermentación de la soja que por su valor nutricional se emplea como sucedáneo de la carne. Biotamari: salsa de soja ecológica. Gomasio: condimento nutritivo resultado de triturar y mezclar semillas de sésamo con sal marina no refinada.

riñones; así como el consumo de lácteos, de productos de soja que no haya sido germinada (leche, yogur, tofu) y evitar productos que contengan azúcar, grasas hidrogenadas, aditivos, conservantes, hormonas, mico toxinas y residuos de metales pesados fruto de la contaminación ambiental. ¡Es decir el 85% de los productos que compras en el supermercado!

Es importante aprender a escuchar a nuestro cuerpo. Hay alimentos que no nos sientan bien: la digestión se hace más lenta, producen gases, agrieras, mucosidades, cansancio, dolor de cabeza, estreñimiento, diarrea, irritabilidad o aceleración del ritmo cardiaco. Lo que pasa es que no le prestamos atención a estos síntomas. Heredamos hábitos alimenticios sin cuestionarnos nada. ¡Nuestro cuerpo nos habla y no nos enteramos! Pero también aderezamos las comidas con emociones y recuerdos.

Mi tendencia a preferir la comida sana ha sido motivo de broma en mi familia de excelentes chefs caseros quienes expresan el amor en el arte de la cocina con mucho sabor:

— ¿Tú comes TAO?, "¡'Ta'ho-rrible!" —se burlaba por skype mi tío Quique, sin haber probado mi deliciosa lasaña 100% vegetariana.
— ¡Pero si no tiene sabor ni da agriera! —decía el esposo de mi tía Carmen.

"¿Qué tal si dejamos de comprar todo lo que nos venden y empezamos a escucharnos y a conocernos a nosotros mismos? ¿Qué tal si empezamos a leer un poco más sobre los alimentos que consumimos?", nos sugirió Ana Belén, la experta en alimentación saludable.

Al terminar el taller, me quedé hablando con ella y le mostré mis manos. Analizando mi cara y mis dedos me dijo:

— Te están fallando los riñones. ¿Qué comes? ¿Cuánta agua bebes al día?

— Yo como "super sano": desayuno café o un batido de piña con plátano, canela y leche de soja; una rebanada de pan alemán con semillas de linaza, tahini (crema de sésamo) y sirope de agave. Por lo menos tomo una ensalada al día. Como poca carne, muchas verduras y frutas. Bebo unos dos litros de agua al día o más —respondí muy orgullosa, mientras a las dos se nos iluminaban las caras con un par de amplias sonrisas.

— ¡Madre mía! Te estás comiendo una bomba... ¡ja,ja,ja! La piña y el plátano son frutas exóticas, la leche de soja es casi tóxica porque la soja no ha sido germinada (además de que la mayoría de la soja que venden es transgénica), el tahini es pura grasa y el sirope de agave es de la misma planta con la que se hace el tequila. —me explicó riendo y añadió—: si tomas tantas frutas y tantas verduras crudas no necesitas beber mucha agua. El exceso de agua es perjudicial para los riñones porque los estás sobrecargando y no alcanzan a filtrarlo todo.

— ¡Anda y yo creía que comía sano! Había leído que tenía que beber mucha agua y que el tahini era buenísimo para el cerebro —dije riendo también—. Pero si yo soy del trópico, ¿por qué no puedo comer piña?

— Aquí, la piña es una fruta exótica, es mejor que comas frutas locales. Si quieres fruta, prepara compota de manzana y pera que son las frutas de Madrid. La inflamación de tus dedos y los puntitos rojos me hace pensar que tienes una artritis reumatoide. Primero hay que ayudar a tus riñones. En lugar de leche de soja, es mejor la leche de arroz o la de almendras. Evita el azúcar y el café, toma algún sucedáneo o el té Kukicha. Reduce la cantidad de líquidos, trata de tomar sopa de miso y arroz integral diariamente. No comas carne ni lácteos, solo pescado blanco unas tres veces a la semana. El brócoli, por ejemplo, tiene muchas proteínas y es local. Inténtalo durante un mes mientras te curas.

— Muchas gracias, así lo haré. —dije.

La dieta macrobiótica fue todo un reto, pero logré hacerla a raja tabla dos semanas, después de las cuales me relajé y volví a introducir alguna cosilla rica, como el queso de cabra, que me encanta. Seguí tomando sopa de miso o añadiendo miso a mis sopas. También aprendí a hacer una deliciosa paella vegetal con arroz integral y bizcochos sin azúcar, sin huevo y sin mantequilla, así como otras recetas que Ana publica en su blog.

Lo que sí puedo confirmar es que la inflamación, el dolor y los puntitos rojos de mis dedos desaparecieron a las tres semanas de haber empezado la dieta macrobiótica. Aunque no lo creamos, somos lo que comemos. Cuando se trata de comer, también aplica el "nada en demasía".

No nacemos con un alma, sino con un proyecto de alma.
Somos nosotros mismos los que debemos desarrollarla.

Alejandro Jodorowsky

Descubriendo el diseño humano: Permítete ser quien eres

Ana Belén, la experta en alimentación saludable y yo nos volvimos amigas. A través de ella descubrí la lectura del diseño humano, cuando organizó la visita a Madrid de un erudito en el tema, con quien ella ya había trabajado. Antes de la reunión con él, tenía que enviarle un email con los siguientes datos: nombre completo; lugar, fecha y hora exacta de nacimiento. En su email nos rogaba ser puntuales.

Con la lectura del diseño humano esperaba encontrar la respuesta a una pregunta existencial: ¿para qué nací? Lo que me llevaba a preguntarme: ¿qué hago aquí?

El día de la cita, por la mañana, asistí a un networking de programación neurolingüística del que salí contentísima y con un par de nuevos contactos, que en ese momento parecían posibles colaboradores de negocios. Llegué corriendo a la cita, siete minutos tarde, a las 3:37 pm. El experto ya me había llamado un par de veces y me estaba esperando en la puerta.

Me disculpé por el retraso. Me pidió que me sentara en la mesa frente a él. A mi derecha había dos tazas de té humeante. Escudriñó mis ojos con su mirada, sonrió y me explicó que grabaría la sesión para darme un CD que pudiera volver a escuchar en casa, pero yo saqué mi libreta porque me encanta tomar apuntes.

Fue así como una persona, que nunca antes había visto en mi vida, me dijo para qué había nacido, gracias a la lectura de la carta astral. La reunión duró dos horas, por lo que no voy a transcribir aquí los detalles de mi "configuración", ni de mis chakras, pero sí diré que salí de allí muy revuelta sobretodo porque en un momento del sacudón psicológico-mental que me estaba dando, me dijo:

— Tú no has nacido para ser simplemente una madre bonita. Eso te queda pequeño. Estás corriendo el riesgo de vivir una vida que no es tuya; espabílate que tienes poco tiempo y si no eres quien realmente eres, la vida te lo va a recordar a través de la enfermedad en forma de shock... amor.

— Ya lo hizo —le respondí cabizbaja—. Tuve una hemorragia cerebral y casi me muero

— Perdóname que sea tan duro contigo. A mí también me pasó, estuve técnicamente muerto. Tenemos un perfil parecido: Somos guías y tenemos capacidades sanadoras. Tú tienes un potencial intuitivo brutal, puedes sanar lo que está estropeado en la gente. Tienes una energía que envuelve, un aura que abraza. Eres muy receptiva y muy sensible, por eso necesitas tener un espacio de paz y silencio solo para ti. Eso ya lo sabías, ¿cierto? Aléjate de las personas y de los escenarios que te hagan daño. ¿Qué haces si te pido que cojas la vela que está sobre la mesa?

— Me levanto y la cojo —respondí.

— Ese es el "no ser" en ti... Aprende a esperar con mucha paciencia para responder. Porque si esperas, eso que quieres vendrá a ti. No des consejos si no te los piden. —me dijo—. ¿Sufres de asma y alergia?

— Desde que llegué a Madrid, pero he mejorado. —le respondí.

— Eso es porque la vida que llevas aquí te está asfixiando. ¿Te duelen las manos? —preguntó.

— Sí... bueno, he tenido los dedos de las manos inflamados en los últimos meses.

— Eso es porque no las estás utilizando para lo que las tienes. —Aseguró—. ¿Cómo te llevas con tu padre?

— Más o menos.

— Pues perdónale y pídele perdón, amor, que él ya cumplió con la misión de traerte a este mundo —respondió—. ¿Sabes que el fonema de tu nombre en vasco significa "hacia dónde"? —dijo con una amplia sonrisa.

Salí de allí corriendo. Marc estaba de viaje otra vez y tenía que ir a recoger a los niños. Me temblaban las piernas mientras sus palabras resonaban en mi cabeza. Guía y sanadora... ¿yo que estoy tan confundida?... ¿Cómo se supone que voy a sanar lo estropeado de la gente si no soy médico, ni psicóloga ni nada de eso? ¿A qué se refería?

¿No había nacido para ser madre?... Eso pensaba cuando era adolescente, pero a los 29 años decidí tener hijos y los amé incluso antes de haberlos concebido. Ahora estoy feliz de tener, por fin, más tiempo para estar con ellos. Gracias a Marc y a los niños descubrí el amor incondicional, que es, de por sí, suficiente razón para haber nacido. Me parecen tan maravillosos que el solo verles por la mañana me alegra el día y me expande la energía del corazón.

En más de una ocasión, mi ego torturador, me había preguntado qué sería de mí si ellos desaparecieran de golpe. Y venía a mi mente la imagen de una tristísima Juliette Binoche abrumada por el dolor de la pérdida de su familia en la película francesa: *"Trois Couleurs: Bleu"* (*Tres colores: azul*).

"Enfermos están los que solo viven para los demás y se olvidan de sí mismos, eso no es amor, eso es egoísmo", dice Enric Corbera. Sentía que sin ellos, mi vida se quedaría vacía, sin sentido. Sabía que la salvación estaba en amarme a mí misma, en reconocerme como un ser completo, como bien me dijo mi tía Carmen un día:

— Recuerda que la persona más importante en tu vida eres tú.

Cuando Marc llegó se lo conté todo. Nos abrazamos con los ojos aguados y él me preguntó:

— ¿No nos vas a dejar, verdad?
— Claro que no. Tú y los niños son lo más importante para mí. Les amé, les amo y les amaré. Pero tengo que atreverme a ser lo que soy y vivir más para mí. —le respondí dándole un beso lagrimoso.

Como seguía revuelta, llamé a mi tía Carmen, que es psicóloga, para contarle la experiencia y cómo me sentía. Ella me explicó que no era recomendable hacer la lectura de la carta astral aisladamente, fuera de un tratamiento terapéutico porque siempre pasaba eso: la persona quedaba desorientada o en shock.

— Concéntrate en las recomendaciones que te dio. Sus consejos te pueden ayudar. En cuanto a lo de la madre bonita, ser una "buena madre" es una de las labores más importantes que existe. Tú disfrutas mucho con tus hijos, que son unos niños fuera de serie, para sentirse orgullosa. Mantener una familia armoniosa, llena de amor y felicidad como la tuya es un gran logro, ¿qué hay mejor que eso?

Así que llegué a un acuerdo conmigo misma: aparte del espacio familiar, al que dedico mucho tiempo porque decidí disfrutar de mis hijos ahora que están pequeños, voy a darme mi espacio de crecimiento personal realizando actividades de valor añadido que me llenen y satisfagan, sin depender de los demás, intentando ser la persona más importante en mi vida, haciendo lo que quiero hacer, estando donde quiero estar y aprendiendo a expresar lo que tengo que sacar de mí.

En cuanto al rol de madre, uno aprende a ser madre y padre en el día a día y la mayoría hacemos lo mejor que podemos con la programación psicológica y genética que hemos heredado. Decidí desarrollar mi intuición y escuchar mi corazón. Mi objetivo es educar a mis hijos para que sean unas personas íntegras, coherentes, agradecidas y felices. Para que sean autónomos, para que se sientan amados, tengan seguridad y sepan valerse por sí mismos tan pronto como sea posible. A medida que se hacen mayores, me plantean nuevos retos y gracias a ellos crecemos juntos.

El experto en diseño humano me recomendó renovar mi energía realizando actividades gratificantes que me permitieran sentir nuevas emociones, disfrutar y perseguir mis sueños. Me dijo:

— "La felicidad es el resultado de un cúmulo de toma de decisiones que muestran la fidelidad a uno mismo".

Me di cuenta que había vuelto a caer en la trampa: dejando para mañana lo que quería hacer hoy, por estar haciendo lo que debía olvidándome de mis sueños y eso tenía que cambiar. Así que esa misma semana iniciamos el proceso de pequeños cambios gratificantes. Nos pusimos manos a la obra para arreglar la terraza con toldos, barbacoa y hamaca (para disfrutarla en familia o con amigos, llevaba ocho años vacía). Nos fuimos a un centro de jardinería y compramos una mesa-huerto portátil para sembrar tomates, albahaca, fresas, tomillo y cebollino "bio" porque uno de mis sueños es tener mi propio huerto ecológico.

Como me encanta leer, decidí ir más a la biblioteca del barrio. Además, fui a una escuela de pintura cercana y me inscribí en clases de óleo una vez a la semana, compartiendo espacio con adolescentes de una escuela aledaña, con una maestra encantadora, paciente y risueña. Ese rato de creación artística fuera de casa, me recordó lo mucho que disfruto pintando y la relatividad del tiempo, que pasa y se detiene cuando haces lo que amas.

También me propuse caminar casi todos los días e ir a clases de yoga por lo menos una vez al mes. Hacer ejercicio sin sobre esforzarse tiene un doble efecto positivo, por un lado mejora el estado físico y por otro, mejora el ánimo y esto lo confirma el biofísico alemán Stefan Klein:

"Durante la actividad física, el cuerpo segrega endorfinas (hormonas del placer) y libera serotonina, el mismo neurotransmisor cuyo nivel quieren aumentar los medicamentos antidepresivos".

El experto en diseño humano también me recomendó fluir en el presente, en el aquí-ahora, dejar ir el pasado, vivir el día a día sin hacer promesas ni aceptar compromisos a largo plazo. Fluimos cuando somos coherentes, cuando todos nuestros sentidos, energía y atención están concentrados en un objetivo y nos sentimos uno con la actividad que realizamos.

El diseño humano me abrió los ojos a la necesidad de estar atenta a las señales de mi cuerpo en una actitud de escucha interna y hablar desde mi voz intuitiva que, en mi caso, emite sonidos guturales desde el sacro. Hasta ese momento, no me había dado cuenta de ello.

— Cuando vayas a hacer algo pregúntate: "¿De verdad quiero hacer esto?". Escucha la respuesta de tu cuerpo, de tu intuición. —me dijo el experto.

El error es no vivir lo que somos y vivir una vida que no es nuestra. Pero, ¿cómo sé quién soy? Para saber quién soy, a veces vivo la experiencia del no ser, que se manifiesta en síntomas, enfermedades, accidentes y situaciones repetitivas que permiten ver lo que está fallando para cambiarlo.

Ser o no ser, es un proceso de prueba, error, comprensión y cambio. El cuerpo nos transmite mensajes a través de sensaciones, nos permite sentir y comunicar a nivel corpóreo y etéreo. Para saber quién soy aprendo a escuchar los mensajes de esta envoltura temporal.

El libro es fuerza, es valor, es alimento;
antorcha del pensamiento y manantial del amor.

Rubén Darío

Escribir como terapia

Bajando las siete plantas, que separan el ático en el que vivimos de la calle, a toda carrera y sin mirar los escalones, ágil como una gacela y feliz como un regaliz, me di cuenta de lo mucho que había mejorado en dos años. Ahora también leía tan rápido como antes, sentía menos dolor y me acatarraba menos. Además, estaba durmiendo mejor y ¡sin pastillas!

Incluso había dictado, con otra madre, un taller de baile en la clase de Teo. Lo que supuso un reto a mi sensibilidad auditiva, sin mencionar lo difícil que es mantener concentrados a los niños y niñas de cuatro años. Pero lo hice con amor y, siendo barranquillera, escogí la música del Carnaval de Barranquilla, reconocido por la Unesco como "Obra maestra y patrimonio oral e intangible de la humanidad".

En julio de 2014 fuimos de vacaciones a Colombia. Quería ver a toda la familia y a mis amigas, pero en especial, quería ver a mi padre. Cuando era pequeña adoraba a mi papá. No es que fuera el padre más dedicado del mundo, pero era cariñoso y respondía a todas mis preguntas, algunas veces basando su respuesta en la lectura de alguna enciclopedia infantil ubicada a mi altura en su gran biblioteca. Tal vez por eso crecí creyendo que los libros eran una fuente de respuestas y recurrí a ellos con frecuencia intentando saciar mi curiosidad.

También fue por él por quien comencé a escribir como terapia para desahogarme, en una época en la que empezamos a llevarnos mal, al entrar rebelde en la adolescencia y cuestionar desafiante situaciones que veía en mi casa y con las que no estaba de acuerdo. Mi actitud contestaría y su mal genio chocaban sobre todo a la hora de la comida, que aprovechábamos para "conversar", lo que a veces terminaba en un agrio enfrentamiento verbal con su prohibición expresa de no dejarme llorar después de sus regaños, porque según él las mujeres manipulábamos a los hombres con el llanto.

Esta represión injustificada de mis sentimientos tenía una válvula de escape en la escritura, actividad a la que me dedicaba tan pronto me levantaba de la mesa con ganas de irme muy lejos de allí. El veneno de mi ira, impotencia y frustración se transformaba en palabras, frases y párrafos manchados por lágrimas convulsivas hasta que me calmaba. Al día siguiente, al intentar leer lo escrito pero con otro ánimo, rompía la hoja en mil pedazos. ¿Quién no ha tenido conflictos con su padre, su madre o alguno de sus hermanos? ¿Quién soy yo para juzgar a alguien?

Mi padre se enfada fácilmente y a veces el tono que utiliza para expresar sus ideas es su peor enemigo, pero es un hombre bondadoso, de cálidos ojos amables, con un alma de niño frágil escondida tras su mole de adulto. Es curioso, inteligente, autodidacta y creativo, además de tener una gran habilidad para trabajos manuales. Es un excelente cocinero, toca la guitarra, canta, baila, escribe y pinta. Mi relación con él ha sido el motivo original de mi reflexión sobre el perdón.

En esa visita, hablamos sobre la pintura al óleo, me mostró sus cuadros y el taller portátil de pintura con silla incluida que había diseñado y construido en madera él mismo. ¡Genial! También hablamos sobre la escritura y sobre un libro en especial: *Memoria por correspondencia* de la pintora colombiana Emma Reyes, que me había prestado mi tío Quique, su hermano.

Estando en Colombia, mi amiga Isabel, con quien trabajé cuando era ejecutiva de cuentas, me animó a escribir:

— Te han pasado muchas cosas que podrías contar. Compartir tus experiencias podría ayudar a otras personas que estén pasando por algo parecido. Además, escribir también puede servirte como terapia para sacar de ti todo eso que no has dicho. Para que des tu versión de los hechos, para que compartas tu percepción.

— Gracias por creer en mí, amiga. Escribiré esta historia, aunque solo la leas tú —respondí.

En Madrid, una vez los niños volvieron al colegio, comencé a pensar qué parte de las experiencias iba a contar y cómo. Era la primera vez que intentaba hacer algo así y me resultaba demasiado egocéntrico hablar de mí, por lo que comencé a escribir un ensayo en tercera persona, que no me convenció porque parecía una disertación, sin ser una experta en los temas que tocaba dentro de un marco social más amplio, que hubiera requerido una investigación de varios años.

Por lo que cambié de registro e intenté escribir dirigiéndome a las personas lectoras con la idea de entretenerles. Sonaba a esos blogs que llenan el espacio con análisis superficiales cuyos títulos siempre incluyen una cifra como gancho: "*Cinco maneras de ser feliz aunque te estés muriendo*". Era una posibilidad, válida en estos tiempos de exceso de información, pero lo mío es vivir y hablar con el corazón.

Para que la historia fluyera desde el fondo de ella misma, tenía que contarla en primera persona. Para que mi terapia funcionara debía traer esas imágenes del pasado y sumergirme, aunque no lo quisiera, en el recuerdo de esa experiencia real que casi me mata, para escribir, aclarar y soltar. Escribí para mí y para las personas que amo. Escribí pensando en mis hijos, en poder comunicarme con ellos a través de las palabras impresas cuando sean más mayores y ya no esté aquí.

Había olvidado muchos detalles de esa época desagradable en el trabajo pero aún no había borrado la carta en inglés de once páginas que escribí denunciando la situación y que nunca envié. Leerla me dio dolor de estómago y rabia. Mientras estuve escribiendo sobre el acoso moral dormí pocas horas y tuve pesadillas: recordar es volver a vivir. Pero vi con otros ojos la misma situación y dejó de dolerme.

Nuestras vivencias dejan surcos en nuestros cerebros y en nuestras almas. Leí y escribí sabiendo que el objetivo de volver a hablar del pasado, desde la perspectiva de la terapia, es hacer más flexibles esas conexiones cerebrales al revivir los recuerdos para dar paso a una nueva conexión, a un nuevo recuerdo en el que se da importancia a lo aprendido de la situación para intentar que no se vuelva a repetir. Para contarnos la misma historia desde otro punto de vista más amable y vivir con el relato renovado de lo que ha pasado. Según el psiquiatra francés Boris Cyrulnik, la resiliencia, esa capacidad de asumir con flexibilidad y sobreponerse al trauma y a las situaciones límite, es una labor de reorganización emocional de la idea que nos hacemos de nuestras heridas. Las personas que practican la resiliencia salen fortalecidas de las experiencias potencialmente traumáticas.

De la mano de Iñaki Piñuel y su libro sobre el acoso moral, reviví casi todo ese viaje al infierno del acoso, reflexionando y tratando de ver con ojos externos las dolorosas situaciones absurdas e inesperadas para aprender la lección. Al escribir quedaron en evidencia algunos puntos débiles, fortalezas y áreas de mejora, así como también se reubicaron ciertas ideas, aclarando mi confusión y recordando que aún en esos momentos difíciles, gracias al amor y a la realización de otras actividades gratificantes, se puede ser feliz y es posible disfrutar el gozo de existir. Escribiendo asumí la responsabilidad de mis decisiones sin el peso de la culpa, en un acto liberador.

Siempre podemos aprender algo de nuestras experiencias, podemos ver el lado positivo, constructivo o transformador de una situación por difícil que sea. Para desde este enfoque vital abrirnos a descubrir nuevos caminos, ideas, actividades, posibilidades y personas contribuyendo así a que la existencia sea mejor. Lo que vemos depende de nuestra perspectiva, por eso el primer paso es cambiar la forma en que miras.

Progresamos cuando vemos el bosque detrás del árbol. Detrás de toda experiencia traumática podemos hallar un sentido sano, como propone Iñaki Piñuel, el psicólogo experto en acoso moral:

"…puedes establecer nuevas metas profesionales, cambiar de empresa, trabajo o profesión, replantearte existencialmente tu posición en el mundo; desarrollar habilidades sociales nuevas; conocer gente nueva; desarrollar elementos éticos como la solidaridad, la responsabilidad social con otras personas; hacer frente al acoso propio o ayudar a otras personas que lo pueden padecer; fortalecerse psicológicamente mediante el trabajo individual en autoestima, asertividad, afirmación personal, seguridad interior; volver al interior, desarrollando disciplinas espirituales como la meditación, el silencio interior, la oración y la pacificación interna". Mobbing, página 271.

Además, aprendí, entre otras cosas, que el silencio no es siempre la mejor respuesta: si te duele, sácalo de ti. En esos días, al escuchar *"The Acrobat"*, me pareció que U2 había escrito esa canción para mí: "[…] puedes escupir o tragar, vomitar o asfixiarte; puedes soñar en voz alta, y encontrar tu propia salida, pero no dejes que los bastardos te machaquen […]".

También constaté que la libertad de expresión está limitada por el derecho al honor, a la intimidad y a la imagen. Leyes que protegen más a los agresores que a las víctimas porque los hombres hacen de la justicia un embudo a favor del más poderoso. Eso de "juro decir toda la verdad" sólo es permitido en un juicio o en un ámbito privado.

Gracias a los videos del psicólogo Enric Corbera sobre "bioneuro emoción", tomé consciencia de que algunos de mis síntomas son coyunturales pero otros son trans-generacionales. Heredamos parecidos, programas y enfermedades, y todos tenemos la posibilidad de limpiar el árbol de la familia o del clan al que pertenecemos cuando tomamos consciencia de las relaciones existentes y damos el paso para transformar la situación. Nada es casual y todo tiene un para qué. Gracias a Enric recordé que amar no es sacrificarse por los demás, y que no tengo que hacer lo que no quiero por complacer a otros. Nada de eso, para sanar a veces toca cortar y mandar a volar al que haga falta. Damos por hecho lo que nos han enseñado, pero la clave está en desaprender, en intentar salir del pensamiento dual y darnos cuenta de que la mayoría de la información que procesamos está en el inconsciente.

El reto es borrar las percepciones falsas de la mente y, a veces, al escribir es más fácil identificarlas. La escritura como terapia implica narrar, reorganizar los pensamientos, investigar y reflexionar. ¿Para qué me ha sucedido esto? ¿Qué puedo aprender y cambiar? ¿Pasa el cambio de perspectiva por el camino que recorremos al vivir el poder del amor desde la compasión, el perdón y la esperanza?

La obra humana más bella es la de ser útil al prójimo.

Sófocles

El poder de la compasión

Estábamos en mi casa las dos, sentadas a la mesa con sendas tazas de té humeante y un bizcocho de coco recién sacado del horno que perfumaba todo el salón con un delicioso toque exótico. Gema, una de mis nuevas amigas emprendedoras, estaba a mi derecha contándome su experiencia de los últimos seis meses de vida de su padre tras una hemorragia cerebral, cuando ella era una adolescente. Deportista y delgada, de cabello castaño y ojos brillantes llenos de ternura, Gema tiene una belleza interior que irradia y una voz dulce y suave.

Su historia me conmovía, no solo por la forma como la contaba, sino también porque yo ya había estado en una situación similar y sabía lo duro que era. Si un mes en el hospital me había parecido una eternidad, seis meses mal durmiendo en una silla incómoda, al lado de un padre que no podía hablar ni moverse, pero rechinaba los dientes de dolor, ha tenido que ser una tortura. Cuando su padre murió, su madre cayó en una profunda depresión y se olvidó de sus hijos, convirtiendo a Gema en madre de sus hermanos y duplicando su pena al sentirse doblemente huérfana y cargada de una responsabilidad que no era suya.

Quería llorar porque sentía su pesar mientras hablaba, pero al mismo tiempo, veía ante mí a esa adolescente adolorida por la pérdida y no pude evitar levantarme para pedirle que me diera un abrazo. Quería darle todo mi amor a esta valiente amiga que volvía a ser niña por un recuerdo. Sus ojos húmedos se perdían en el dolor suplicando ser rescatados y me hubiera gustado viajar al pasado para darle todo mi cariño. Sentí admiración ante la fortaleza y dulzura de esta mujer maravillosa que cada mañana renace para ofrecer su mejor cara a la vida.

Nos abrazamos con ternura y confianza, liberando al mismo tiempo algo del peso que ahora, por unos segundos, compartíamos las dos. A lo largo de esa mañana, que pasó volando, nos escuchamos y nos dimos unos tres abrazos sanadores, de esos que te alivian con el calor de la bondad. Esto es compasión, un comportamiento dirigido a disminuir la aflicción y a producir bienestar en quien sufre, lejos de la errada connotación que en ciertas sociedades implica menosprecio o lástima. La compasión es el profundo respeto por la experiencia del otro y de su dignidad.

Siempre he creído que todas las personas con las que nos encontramos en nuestra vida dejan una huella en nosotros, a veces imperceptible. De todas ellas, sin excepción, podemos aprender algo porque se cruzan en nuestro camino para que ampliemos nuestra perspectiva, para que entendamos nuestras propias emociones, algunas de ellas tan cargadas de amor, como la compasión.

La madre Teresa de Calcuta, fundadora de la congregación de las Misioneras de la Caridad, que dedicó su vida a atender a pobres, enfermos, huérfanos y moribundos, personifica la compasión. De la gente que me rodea, admiro la compasión de mi amiga Kira, la trabajadora social, y en muchas ocasiones me he preguntado cómo hace para tratar de ayudar a personas que a veces le cuentan experiencias espeluznantes. También me encanta el trabajo que hace mi amiga Claudia en Colombia para acompañar a las mujeres desplazadas por la violencia.

¿Cómo hace una persona para dar tanto de sí, expuesta al dolor ajeno y a carencias de todo tipo, capaz de sentir lo que siente el que sufre, llorar con su dolor y reír con su alegría, en un viaje de ida individual y vuelta en equipo, en el que se tiene el poder milagroso de recuperar y sacar a flote a quien se ahoga en el sufrimiento? Reconoce la dignidad del otro y comparte tu propia abundancia. O como dice *Un curso de milagros*: "No compartas las ilusiones de escasez porque las haces reales".

La compasión, palabra derivada del latín "passio" (padecimiento), significa literalmente "sufrir juntos", es la percepción y comprensión del sufrimiento del otro, y el deseo de aliviar que impulsa a reducir o eliminar por completo tal aflicción. Tal vez las personas más sensibles y telepáticas son también las más compasivas. Llorar con el que llora es una actitud que expresa el mensaje de que nos importa el otro, para después centrar la atención en conductas como el contacto físico, la escucha activa y la sonrisa, que alivien y ayuden a cambiar de sensaciones. Bien entendida, la compasión es una ventana que abre la posibilidad de transformar la situación desde la gestión de las emociones sin necesidad de sumarse al llanto.

Admiro la capacidad de encarar tanto sufrimiento ajeno en la madre Teresa de Calcuta, en Kira y en Claudia. Creo que la clave está en comenzar el viaje de ida al dolor con el firme objetivo de utilizar las herramientas y estrategias para ayudar a esas personas a fortalecer su capacidad de sobreponerse a la adversidad y de saberse dignas en cualquier circunstancia. Kira se basa en la terapia narrativa. Claudia utiliza el arte como camino, la narrativa y las analogías para expresar las emociones, además de enseñar técnicas para afrontar la ansiedad como ejercicios de respiración y el uso de la imaginación.

Pero no es necesario ser psicólogo, asistente social, monja o trabajar en una ONG para practicar la compasión. Podemos comenzar por practicar la autocompasión, que según la doctora Kristin Neff, significa tratarse a uno mismo con cariño y bondad ante situaciones dolorosas, fallos e incompetencias personales, en lugar de juzgar o ignorar hiriéndose a uno mismo con la autocrítica; reconociendo que nuestra experiencia es parte de la experiencia de toda la humanidad y observando abierta y conscientemente nuestras emociones sin juzgarlas, reprimirlas o exagerarlas. La autocompasión está libre de juicio y de culpa.

Auto compadecerse no es sentir lástima de uno mismo ni sentirse víctima sino tratarse con respeto y amor para desde la debilidad hacerse fuerte superando la adversidad, los errores y los defectos que pueden corregirse. La clave está en tomar consciencia de las emociones sin ego y sin juicios para facilitar el cambio. Kristin Neff afirma:

"La autocompasión ofrece los mismos beneficios que la autoestima pero sin sus inconvenientes: narcisismo, percepción distorsionada de sí mismo, valor propio inestable, comparación social, así como rabia y violencia contra quienes amenazan al ego".

¿De verdad me amo a mí misma/o? es la pregunta no tan obvia que no nos hacemos y en cuya respuesta nos mentimos. Y es que resulta que cada vez que intento explorar una nueva emoción, como la compasión en este caso, vuelvo al origen y al camino: el amor.

> Ámame cuando menos lo merezco
> porque es cuando más lo necesito.
>
> Proverbio chino

Ese concepto llamado perdón

Cuando estaba viviendo la exclusión en mi trabajo, escogí el perdón como camino por varias razones: siendo el amor lo más importante en mi vida, la acción más coherente conmigo misma era no tomarme la actitud de mis compañeros personalmente (lo que puede verse como negación de la realidad) y eso hizo más llevadera la situación. Intenté arreglar las relaciones laborales por las buenas, tratando de ayudarles y de acercarme a ellos, pero al parecer o no hice lo suficiente o no fue el enfoque apropiado. Quizás mi percepción del perdón era egoísta porque intentaba liberarme del dañino resentimiento, veneno para el corazón, desde la dualidad: "Yo aquí (renuncio a vengarme). Tú allá (haz lo que quieras)". Y cuando actuamos desde la dualidad, seguimos en la trampa ilusoria del ego.

Juntando varias definiciones de diccionario veremos que el perdón es "la acción por la que una persona, el perdonante, que estima haber sufrido una ofensa, decide, bien a petición del ofensor o espontáneamente, no sentir resentimiento hacia el ofensor o hacer cesar su ira o indignación contra el mismo, renunciando a vengarse, o reclamar un justo castigo o restitución (compensación), optando por no tener en cuenta la ofensa en el futuro. La reconciliación es un resultado deseable (perdón pleno), pero no siempre posible (perdón parcial: no se recomponen totalmente las relaciones preexistentes)."

Al escoger el perdón, tal y como lo entendía en ese momento, tal vez estaba enmascarando mi aversión a la confrontación, a los gritos y a los comentarios desagradables que iba a recibir si daba la cara a un grupo unido para debatir mi percepción de ser excluida, juzgada y rechazada por ellos. En el fondo, me decía que no era para tanto: era una sucesión de hechos sin importancia que a veces me afectaban. Tenía miedo a los enfrentamientos y me había acomodado en la soledad de mi puesto de trabajo que no me resultaba molesta, todo lo contrario. No tenía que depender de un grupo que decidiera a qué hora y en dónde comíamos, lo que me daba libertad para organizar mi tiempo, comer lo que a mí me apetecía, leer, ver a mis amigas o hacer recados a la hora del almuerzo.

Pero la situación empeoró porque me aferraba a mis autolimitaciones aunque mi nivel de consciencia ya había comenzado a elevarse. Estaba confundida y no me atrevía a dejar lo conocido para dar la cara a lo desconocido en mi realidad. Hubo oportunidades de cambio sin dolor, pero las dejé pasar. Así que llegó el acoso laboral, un conflicto con mi suegro y luego la enfermedad en forma de shock: "¡Despierta, perdona, cambia!"

Las casualidades no existen, piensan algunos, porque todo lo que nos ocurre no pasa aisladamente, porque todo lo que nos rodea es un espejo en el que podemos, o no, vernos reflejados para que descubramos eso que aún no vemos en nosotros mismos: nuestra sombra, término utilizado por Carl Gustav Jung para definir la totalidad del inconsciente (personal y colectivo, además de los rasgos de la personalidad no reconocidos por el "yo").

No hay que sufrir para aprender, sin embargo, a veces, el dolor es inevitable porque acelera el proceso. Esas situaciones que percibimos como dolorosas, llámense acoso moral, enfermedad, accidente, muerte de un ser querido, maltrato, conflicto familiar, entre otras, son proyecciones de nuestra sombra y suceden para que abramos los ojos y cambiemos de percepción, son una oportunidad para ser lo que somos. ¿Por qué esta situación, frase, persona, idea, objeto me afecta tanto? ¿Qué hay detrás?

A veces lo vemos claro, en otras ocasiones estamos ciegos. La clave está en contarnos la historia del perjuicio, no para culpar a nadie, sino para ver cuál ha sido el error y deshacerlo sin juzgar, cambiando al mismo tiempo nuestra forma de ver lo que ha pasado y como un espejismo el daño desaparece: en eso consiste el verdadero perdón, que explica el *Un curso de milagros* (libro espiritual de los años setenta con una parte teórica y un capítulo de 365 ejercicios para cambiar de percepción).

Según Jesucristo, el perdón es una actitud del que ama a fin de hacer el bien a los demás como gratitud a Dios:

"Padre, perdónalos porque no saben lo que hacen" Lucas 23:34
"A cualquiera que te hiera en una mejilla, vuélvele también la otra"
Mateo 5:38

Para entender este mensaje es necesario aceptar primero que la dualidad es una invención ilusoria de la mente humana. La dualidad nos separa del todo, del que somos su extensión. Lo que vemos en el mundo de la dualidad es el reflejo de lo que estamos proyectando. El bien y el mal son conceptos relativos humanos basados en juicios (lo que para unos está bien, para otros está mal), pero no hay opuestos en el absoluto. Al proyectar un ataque de alguien afuera, estamos en realidad atacándonos a nosotros mismos. El perdón es un concepto fruto de la separación, fruto de un pensamiento erróneo pero al deshacer el error y cambiar de perspectiva, el perdón, el castigo y la clemencia se vuelven innecesarios porque al cambiar de percepción ya no hay perjuicio.

El perjuicio es causado por quien tiene miedo. El opuesto del amor no es el odio, sino el miedo que adopta multitud de formas. Debajo del miedo solo hay una carencia de amor. De este modo, cuando alguien ataca lo hace desde su proyección de carencia y si logramos ver que lo que hay que hacer es dar amor a quien le falta, entonces poner la otra mejilla adquiere más sentido.

Poner la otra mejilla no significa dejarse maltratar sin medida y sin freno. Significa dar una respuesta asertiva, dar amor, en lugar de una reacción agresiva, violenta y/o vengativa. Significa reconocer nuestra propia sombra y los mensajes de nuestro inconsciente para cambiar y salir de esa situación aunque sea difícil de poner en práctica en algunas ocasiones. Doy la otra mejilla porque reconozco la abundancia en mi vida y la escasez de amor en la tuya, por eso tengo la generosidad de darte otra oportunidad.

Si esta situación fuera al revés ¿cómo actuaría?, es la pregunta para nuestro corazón. Si yo estuviera en tus zapatos ¿qué haría? Según *Un curso de milagros*, somos los creadores de todas las situaciones que estamos viviendo por lo que somos víctima de nuestra propia realidad. Todo lo demás, es un espejo, una proyección, un holograma. Si algo me molesta de eso que veo en otro es porque tiene que ver conmigo, con la oscuridad de mi inconsciente que se proyecta en los otros para que la vea. En palabras de Carl Gustav Jung: "Todo lo que nos irrita de otros nos lleva a un entendimiento de nosotros mismos". Pero la relación entre algo en mi inconsciente y su reflejo no es tan directa ni tan fácil de discernir a veces.

El inconsciente constituye el principal objeto de estudio del psicoanálisis y designa un sistema y un lugar psíquico desconocido para la conciencia, así como el conjunto de los contenidos reprimidos que son mantenidos al margen.

"Lo reprimido se sintomatiza" decía Sigmund Freud. La represión en el psicoanálisis es el mecanismo o proceso psíquico del cual se sirve un sujeto para rechazar impulsos, representaciones, ideas, pensamientos, recuerdos o deseos, considerados inaceptables por la sociedad o el individuo, y mantenerlos en el inconsciente.

El inconsciente se expresa a través del cuerpo para llamar nuestra atención. Cuando sintomatizamos nuestras emociones se produce un bloqueo de energía que se manifiesta en síntomas físicos (enfermedades, accidentes, sueños), que son avisos de nuestro cuerpo para que cambiemos algo en nuestra vida. Todo lo que represente una insatisfacción o malestar para nosotros, crea tensiones en nuestra conciencia, un conflicto interno que puede llegar a manifestarse en dichos síntomas. "La clave para estar sano y en armonía con nosotros mismos y con nuestro entorno es ser lo que uno quiere ser, hacer lo que uno quiere hacer y estar donde uno quiere estar".

Mi psicoanalista no me explicó por qué le molestaba que yo mencionara el perdón, pero sí me dijo que tenía unos ideales que me complicaban la vida. Tal vez hubiera sido más fácil si en lugar de ideales, hubiéramos hablado de creencias irracionales. Quizás, mi psicoanalista interpretaba que el perdón significaba para mí tragar en seco, reprimir todas esas emociones negativas como la rabia, la frustración, la decepción, la tristeza, la hostilidad y la envidia, que yo consideraba, en efecto, inaceptables dentro de mi "programación de niña buena".

Si lo que vemos es el reflejo de la proyección de nuestro inconsciente, perdonar requiere primero tomar conciencia de nuestros propios pensamientos, de nuestra carencia, de lo que nos decimos a nosotros mismos sobre lo que sucede. De este modo, el perdón no es necesario cuando no nos sentimos ofendidos por algo que otras personas considerarían una ofensa.

Al respecto, el psicólogo cognitivo Rafael Santandreu explica que los pensamientos producen emociones y todos los problemas emocionales están en nuestra mente. Las creencias irracionales son los pensamientos que nos causan malestar emocional, que nos hacen débiles. Son ideologías heredadas, conceptos e ideas cuartelarías que hemos adquirido en algún momento de nuestra vida y que son exageraciones o asunciones falsas que nos presionan hasta complicarnos la vida. Son ideas de auto-presión y/o super-exigencias con la absurda lógica de la obligación.

La psicología cognitiva plantea que la realidad depende de la lectura que hacemos de ella y si aprendemos a manejar ese guión, a liberarnos de nuestras creencias irracionales, el cambio puede ser espectacular. Cambiar nuestro dialogo interno nos permite hacernos fuertes. "El método es reemplazar las creencias irracionales por renuncias que simplifican la vida e ideas que nos sacan presión", afirma Santandreu.

Así vemos que tanto la psicología cognitiva, como *Un curso de milagros* coinciden en que nosotros creamos lo que consideramos nuestra realidad y que la tarea es cambiar las creencias, que nos generan malestar, presentes en nuestro diálogo interno para sanar sin juicios, sin castigos, sin culpa. Ese malestar emocional nos permite darnos cuenta de que algo falla y que podemos modificarlo, borrando las percepciones falsas de la mente.

El psicoanálisis y *Un curso de milagros* coinciden en que el inconsciente, nuestra sombra, se expresa a través del cuerpo (enfermedad, accidentes, lapsus, sueños, sensaciones y actos fallidos) para llamar nuestra atención, para que cambiemos algo en nuestra vida.

Para perdonar, para deshacer el error, hay que empezar por cambiar nuestras creencias, nuestro dialogo interno y nuestra percepción. Estamos rodeados de espejos para que aprendamos a liberarnos de nuestra sombra. Cuando lo entendemos, dejamos de culpar al otro y comenzamos a conocernos, a respetarnos y amarnos.

A veces nos sentimos impotentes ante ciertos acontecimientos frente a los cuales sentimos que no podemos hacer nada. Para empezar podríamos cambiar nuestro punto de vista y nuestros pensamientos, lo que nos permitirá salir de la parálisis, cargarnos de energía, fijar nuevos objetivos y dar, esperanzados, el primer paso.

> Es mejor perderse que nunca embarcar,
> mejor tentarse a dejar de intentar,
> […] vale la pena una vez más […]
> pintarse la cara color esperanza,
> tentar al futuro con el corazón […]
> Diego Torres

Pintarse la cara color esperanza

Caminando en una feria infantil en Madrid, llegamos a un taller en donde se narraban cuentos a los niños y niñas para enseñarles a identificar sus emociones utilizando un *"Emocionario"* escrito e ilustrado para ayudarles a entender y expresar cómo se sienten. El señor que nos invitó al taller me explicó que en el diccionario solo venía la definición de la emoción con la ilustración correspondiente, pero gracias a los talleres facilitaban la comprensión de las situaciones a través de los cuenta-cuentos, asociando comportamientos, expresiones y cambios fisiológicos en cada caso. Terminado el cuento, la persona que lo contaba, preguntaba a los niños y niñas si alguna vez habían sentido la emoción descrita, invitándoles a participar, y al final de la actividad les pedía escribir tres planes que les "hacían ilusión" en unos papeles en forma de nube que se colgaban de un hilo para llevarse a casa y al que podían recurrir cuando se sintieran tristes, enfadados, confundidos, frustrados. "Lo importante es recordarles que pase lo que pase siempre se puede tener ilusión", me dijo el señor.

Ahora que los filósofos, psicólogos y pedagogos hacen énfasis en la importancia de aprender a gestionar las propias emociones para ser personas íntegras y saber vivir en sociedad, me gustó mucho la idea del diccionario de emociones para motivar en casa y en el aula ese autoconocimiento de lo que sentimos grandes y chicos, porque la causa de lo que vemos fuera está dentro de nosotros. Las emociones son el resultado de cómo experimentamos física y mentalmente la interacción entre nuestro mundo interno y lo externo, nuestra proyección.

Además, gracias a ese taller infantil, la ilusión llamó mi atención sobre la esperanza. La palabra ilusión se presta a confusión. Cuando un español dice "me hace ilusión" quiere decir que le entusiasma o le alegra la expectativa de algo que va a pasar, por lo que esa ilusión en sí misma, es una especie de felicidad. Pero hacerse ilusiones es engañarse. Sin embargo, la palabra esperanza es menos ambigua al designar la confianza o seguridad de que algo va a suceder como se desea. Por lo que prefiero la palabra esperanza a ilusión, aunque sean casi sinónimas; la primera, es una de las tres virtudes teologales, junto a la fe y la caridad; la segunda, más moderna, asociada, entre otras cosas, a la magia y al engaño.

La esperanza consiste en fijar un objetivo claro y saber que si no resulta, se nos ofrecerá algo "mejor". Esto me recuerda una pequeña anécdota navideña que ilustra la esperanza como certeza de quien vive en la abundancia:

— Teo, ¿qué quieres que te traiga Papá Noel si no encuentra el coche teledirigido que le has pedido?

— No lo sé mamá… pero seguro que si no lo encuentra… ¡me traerá algo mucho mejor!

La esperanza es la certeza de que las circunstancias nos serán favorables porque lo que nos sucede es lo que necesitamos vivir en cada momento. La esperanza implica establecer una meta deseada, tener la voluntad de cambio, confiar en nuestras propias capacidades y conseguir unos medios o recursos para alcanzarla. Así como el miedo tiene muchas caras, la esperanza es un reflejo del amor y fue el motor que me llevó a cambiar mi estado de postración tras el ictus. Esa certeza de poder salir adelante me dio la paciencia para intentarlo hasta lograrlo: siéntate, levántate y camina… a pesar del vértigo y del entumecimiento. Cada pequeño paso fue un logro que me impulsó a ir más allá.

Y en los momentos de intenso dolor y agotamiento, me traté con bondad y cariño aceptando mi debilidad como temporal y mi percepción como corregible, intentando no juzgarme ni autocriticarme, sabiendo que si ya había salido del pozo una vez, lo lograría de nuevo. Di gracias por seguir viva y me di tiempo para sanar. Lloré ante la imposibilidad momentánea de hacer algo que deseaba hacer. Me rendí en mi cama ante mi propia incapacidad y le pedí a Dios que me diera la energía suficiente para lograrlo al día siguiente o después, y así sucedió.

Al decir que la esperanza es la confianza de algo que va a ocurrir, esto implica poner el corazón en lo que hacemos en cada momento, sea lo que sea, entregándolo al universo sin preocuparnos a dónde nos va a llevar, eso es confiar. Eso es fluir sin oponer la resistencia del paralizante miedo (pesimismo, duda, inconsciencia) para salir de la inmovilidad.

La esperanza es una fuente de cambio, interdependiente del optimismo, que nos ayuda a continuar por difíciles que parezcan las circunstancias. No hay esperanza sin optimismo y viceversa. El optimismo es un estado de ánimo que fortalece, inspira y da la seguridad de poder conseguir lo que nos proponemos. Es la postura psicológica de quien aguarda lo mejor mientras intenta alcanzar nuevas metas y se pone a prueba en busca de un nuevo nivel de vida o estado de consciencia superior al presente. La esperanza nos empuja a movernos y a salir de nuestra zona de confort. Viven en la esperanza y en la abundancia los que se atreven, los que cambian, los que se arriesgan.

> Si la gente pudiera ver que el cambio se produce
> como resultado de millones de pequeñas acciones
> que parecen totalmente insignificantes,
> entonces no dudarían en realizar esos pequeños actos.
>
> Howard Zinn

Pensamiento, decisión y cambio

Lo que me pasó me hizo preguntarme: ¿Qué hago para salir de esta situación? ¿Para qué esta enfermedad? ¿Quién soy? ¿Qué significa amarme a mí misma? ¿Para amar es preciso conocer?

"Conócete a ti mismo" es una recomendación divina inscrita en el templo de Apolo en Delfos que invita a analizar sin juzgar qué pienso, qué hago, qué digo, qué siento y cómo puedo cambiar. "Una vez que te conozcas, podrás aprender a cuidar de ti, pero si no te conoces, nunca lo harás", dijo Sócrates. Una persona que se conoce a sí misma es consciente del poder de su pensamiento porque "Todo pensamiento produce forma en algún nivel" y por eso cuida su diálogo interno y sus relaciones con las demás personas y con la naturaleza.

Conocer no es describir, ni poner adjetivos, ni etiquetar. Conocer es tener consciencia, sentir la realidad y gozar de la existencia. La vida es un regalo lleno de experiencias y oportunidades de conocimiento.

Todo pasa por una razón. Lo que me sucedió me llevó a ampliar y cambiar mi perspectiva por el camino de la gratitud, el perdón, la compasión y la esperanza, que son caras del amor. A redefinir los conceptos aprendidos y darles un nuevo significado para construir un sentido vital coherente, desmitificando ideas, modificando pensamientos y tomando consciencia del para qué de las circunstancias y de los conflictos internos.

Las circunstancias nos las da la vida para que tomemos una decisión. Podemos escoger ver la oportunidad tras la adversidad. Podemos aprender a ser más flexibles con el cambio, para elevar nuestro nivel de consciencia, y seguir borrando percepciones falsas de la mente. Podemos ser conscientes de que nuestra observación está determinando lo que estamos observando e intentar vivir en el respeto que es la coherencia entre lo que pienso, siento y hago.

Cada momento nos ofrece el regalo de elegir entre distintas opciones y nuestro estado emocional hará que vivamos una realidad u otra. ¿Amor o miedo, crear o destruir, comprender o juzgar, colaborar o dominar, unir o separar, cambiar o permanecer, soltar o apegarse, perdonar o culpar, asumir las propias responsabilidades o sentirse víctima?

Los pensamientos crean potenciales; los sentimientos transforman; las decisiones y los actos tienen consecuencias. Somos responsables de lo que pensamos, sentimos y hacemos. Tenemos el poder de elegir nuestra actitud en cada momento. La vida no es un "culebrón" o telenovela. Eres feliz cuando le quitas peso y drama a lo que te sucede, sea lo que sea.

Gracias a los sacudones de la vida y a la experiencia mística decidí conocer mejor ese maravilloso estado del ser que es el gozo de existir. Cada mañana doy gracias por la oportunidad de un nuevo día. Cada amanecer es un regalo de posibilidades.

Tú eres la persona más importante de tu vida, ¿qué decides?

El universo contiene el aliento ante tu decisión, tómate un instante mientras identificas tu emoción, respira profundo y suéltala. Aquello que decidas es lo que vas a vivir.

Un curso de milagros